智慧服务背景下
医院图书馆的可持续发展

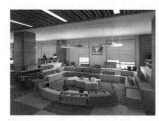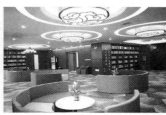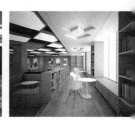

刘明信◎著

新疆文化出版社

图书在版编目(CIP)数据

智慧服务背景下医院图书馆的可持续发展 / 刘明信著 . -- 乌鲁木齐 : 新疆文化出版社, 2024.12
ISBN 978-7-5694-3566-5

Ⅰ.①智… Ⅱ.①刘… Ⅲ.①医院—专业图书馆—可持续性发展—研究 Ⅳ.①R197.3-289

中国版本图书馆CIP数据核字(2022)第130889号

智慧服务背景下医院图书馆的可持续发展　刘明信◎著

出版策划　晁　婷
责任编辑　晁　婷
封面设计　刘明信
出　　版　新疆文化出版社
地　　址　乌鲁木齐市沙依巴克区克拉玛依西街1100号（邮编:830091）
发　　行　全国新华书店
印　　刷　三河市燕春印务有限公司
开　　本　787 mm×1 092 mm　1/16
印　　张　10.75
字　　数　163千字
版　　次　2024年12月第1版
印　　次　2025年1月第1次印刷
书　　号　978-7-5694-3566-5
定　　价　88.00元

序　言

改革开放40多年来,我国图书馆事业取得了长足的发展,是我国图书馆历史上发展最快、最有活力的时期。在提升现代图书馆核心服务功能的同时,也为公共区域文化建设的进一步深化和拓展做出了突出贡献,为现代图书馆核心服务奠定了重要基础。

特别是近几年来,人工智能、数字技术、5G技术等新兴技术的蓬勃发展以及智能城市、智能社区、智能校园的出现,使用户信息需求不断提升,给图书馆带来了机遇与挑战。加强智慧图书馆建设,不断充实服务内容,创新服务方式,提升服务水平,是提升图书馆活力和竞争力的重要途径。

现在,智慧图书馆的发展理念又迈上了新的台阶,智慧图书馆的运作模式、服务理念、知识服务和导航业务等已完全融入传统图书馆的运作模式和业务中,对图书馆的发展起到了积极的推动作用,并成为图书馆基本业务的有机组成部分。实际上,智慧图书馆建设的核心理念已经远远超越了最初的技术要素,其视角已转变为以信息技术为基础,以导航和知识集成为航标,以方便、高效、智慧为核心功能，以深层次知识服务和推送为追求，满足多维要素知识生态系统的需要。

随着社会生产生活方式的转变，医学学科的迅速发展以及网络技术的进步，作为医院信息存储量最大载体之一的医院图书馆，走向个性化信息服务已成为历史的必然。现代医院图书馆需要全面了解个性化信息服务的内涵和表现形式，深刻理解医院图书馆实现个性化信息服务的现实意义，并结合医院特点，运用创新的方法，推动医院图书馆个性化信息服务的建设，更好地为医院的全面发展服务。

在实施新医改的大环境下，医院图书馆管理工作必须有创新意识，进一步提高医院图书馆管理工作质量，为医务人员提供更优质的图书信息服务。但目前，医院图书馆管理还存在着一些问题，需要从医院实际出发，完善制度创新，不断实现信息化建设，以满足医护人员知识体系的更新，为医院的发展奠定良好的基础。

本书对医院图书馆如何在新时期医院整体发展中发挥积极作用，积极开展延伸服务，提高医院资源应用价值，充分发挥医院人性化服务功能，满足医务人员不断学习的需求，为病人提供高质量的服务进行了阐释，以期为医院图书馆的健康发展提供有益的思路。

目　录

第 一 章

图书馆现已进入高质量发展期：
挑战与机遇并存

目前,以人工智能、量子信息、移动通信、物联网、区块链为代表的新一代信息技术正在推动整个社会向数字化转型。2019年10月24日,习近平总书记在主持十九届中央政治局第十八次集体学习时强调,应当探索"区块链+"在民生领域的运用,积极推动区块链技术在教育、就业、医疗健康、商品防伪、食品安全、公益、社会救助等领域的应用,为人民群众提供更加智能、更加便捷、更加优质的公共服务。

在这一时代背景下,图书馆受到科技变革的影响和数字化转型的驱动迎来了新的发展机遇。自20世纪七八十年代以来,图书馆紧跟社会发展和科技进步的步伐,在数据格式、信息处理、管理系统和数字图书馆建设等方面取得了显著成果。如今,在新一轮科技革命和产业变革的推动下,图书馆也应该追求同步发展,抓住发展机遇,借船出海,乘势而上,推动图书馆事业发展迈上新的台阶。

一、图书馆事业随着时代变迁发生了本质变化

改革开放40多年来,我国图书馆业务的发展历程值得赞赏,应该做好总结,这是图书馆发展史上发展最快、最具活力的时期。它不仅提升了文化的成就感和幸福感,而且对公共区域文化的进一步深化和扩展做出了卓越的贡献,为现代图书馆核心服务奠定了重要基础。

图书馆事业的总体发展经历了哪些中间阶段?哪些是关键点?这个很难给一个完整答复,这需要一段时间的深入思考。图书馆学的学者应该对更深层次的科学理论做一个简单的总结。根据时代的发展,依据数量和质量将我国图书馆事业的总体发展划分为两个阶段。

从公共图书馆数量的变化可以看出我国图书馆事业发展的良好态势。1949年我国只有55个公共图书馆。而截至2019年年末,全国共有公共图书馆3 196个。和1949年新中国成立初期相比,增长近60倍,并且普遍环境舒适,朝更加智能的方向发展。可以说,图书馆各项设施的整体布局一直处于良好的环境之中。

社会公共文化服务体系建设以改革开放为基础,充分释放无限生机的强大生命力。在我国改革开放的前20年里,图书馆经历了政府体制、机制的探索和改革创新,直至追求规范化发展和全面发展。近10年来,图书馆的质量逐步提高,特别是党中央、国务院首次提出高质量发展后,图书馆随着社会发展,进入了快速发展的时期。

2005年,党的十六届五中全会通过了《中共中央关于制定国民经济和社会发展第十一个五年规划的建议》,首次提出"加大政府对文化事业的投入,逐步形成覆盖全社会的比较完备的公共文化服务体系"。此后,"十二五"规划提出建立健全公共文化服务体系,"十三五"规划把"公共文化体系基本建成"纳入经济社会发展总目标,"十四五"规划则提出了"推动公共文化数字建设"的建议。构建现代公共文化服务体系是中国特色社会主义文化发展道路的重要内容。2017年11月4日,我国正式颁布了《中华人民共和国公共图书馆法》,标志着我国图书馆事业和工作进入了新的阶段。

(一)创新与转型是改革开放40多年快速发展的一大亮点

改革开放以来,中国图书馆最引人注目的是发展方向、创新方向和转型方向。从创新方向看,有三个方面值得一提:一是新的体制运行机制的发展创新充分释放了活力。目前,许多图书馆注重员工绩效,采取了有效的行为激励机制和方法,激发了员工积极性,有利于实现图书馆的发展目标。二是在服务创新模式上有所突破。许多现代化图书馆充分运用了通信技术,将一些现代化服务融入到图书馆的专业服务中,包括大数据情境专业服务和微观专业服务。许多图书馆还开展了数字化、阅读化、个性化、差异化的服务,极大地推动了图书馆服务理念的创新。三是随着馆员素质的提高,为现代化阅读提供专业化服务,新的技术岗位也不断出现。专业基层岗位如家谱馆员、数据综合文史研究中心等技术岗位,都是服务创新和突破带来的新气象。

从转型方向看,虽然大部分图书馆还处于自助借还改革时期,但一些有进取心的管理者自觉承担起积极转型的重任,在升级改造中做出了许多大胆的尝试。如广州市图书馆、杭州市图书馆、唐山市图书馆等积极寻求小空间专业服务理念的创新,走出了一条新的道路。苏州工业园区独墅湖图书馆、武汉图书馆汤湖分馆等小图书馆纷纷打造服务工业园区新模式,特别是独墅湖图书馆服务智能化技术,开发创新了科技信息服务的新模式,获得多项荣誉。

(二)图书馆事业现已进入可持续发展期

在过去的40年里,政府加大政策扶持力度,使图书馆得以实现绿色可持续发展。

近年来,全民阅读已上升为国家发展战略,图书馆一直把它作为一项重要的使命和责任,不遗余力地推进全民阅读工作。图书馆在阅读推广方面取得了不少成绩,但在职能和作用方面尚需进一步突破。

阅读是对一个进步民族灵魂深处的洗涤。未来十年,全民阅读必将全面展开,数字化阅读将成为主流。今天的青少年也已习惯了数字阅读,我们不能忽视他们的阅读习惯,阅读注重的不是载体,而是内容,只要是有利于学习的,任何载体都可以选择接受。

二、高质量发展对图书馆事业提出新要求

(一)图书馆一定要实现向数字化转型

在图书馆各种图书的自由流通量持续下降的情况下,中国电子有限公司优质数字资源采购资金的比重却在持续迅速上升。当越来越多的用户习惯于数字时代的学习方式时,图书馆应该在整体发展中进行全面的分析,并考虑服务资源的快速转移。在数字时代,图书馆应当积极实现其各项功能的数字化转型,否则很难跟上社会发展的步伐和满足现有用户的潜在需求。

1. 国际图书馆协会和机构联合会(IFLA)的转型部署

国际图书馆协会和机构联合会(以下简称国际图联)在其网站上列出了图书馆的11项核心服务,其中7项与数字化密切相关。而版权管理、新形式的图书馆管理、信息素养、新员工技能和培训也与数字化存在一定关联。

美国大学与研究型图书馆协会(ACRL)提出了8项新的挑战,如:在信息分析中满足个人用户的信息需求,创新全校信息素养教育,融入课程学习,提高信息素养技能;选择、组织和推广全媒体信息的使用等。自2015年以来发布的一些战略报告也表明,ACRL的战略重点是数字服务。例如,2015年环境扫描报告重点介绍了研究数据服务、发现服务和图书馆为学生提供的服务。

2. 数字化转型的现实意义

有人担心,图书馆成功实现转型,意味着重新定位和升级图书馆的软件和硬件系统功能,将花费大量金钱。事实上,情况正好相反。在数字时代,升级和转型有两个关键词:简单和节约。换句话说,图书馆数字化转型的最终目标是简化和升级,优化业务流程,用更少的钱做更多更大的事情。

学术界普遍认为,数字化升级转型的真正价值方向主要体现在大大简化以往的各种流程,节约了运营成本。例如,美国康涅狄格州立学院和这所大学的软件系统通过集成系统简化了行政日常管理,并整合了其4所大学和12所文化社区人民医院,在这个系统上运行可以节省高达50%的资金。

3. 向数字化转型的主要实现路径

(1)设立新的规范及指标体系

国际图联在官网上公布了他们制定的58个标准或规范,其中与数字化项目相关的标准或规范占比很大。根据描述内容可以将这些标准或规范分为概念型、数字编码型、数据描述型和综合型4种类型。前3种共12个都与数字化有关,而综合型标准或规范中也有很多与数字化相关,如《国际图联数字参考指南》《数字时代的国家书目:指南和新方向》以及《图书馆公共网络获取指南》等。国际图联在其相关标准或规范的评价报告中强调:国际图联制定标准的目的是推进转型或对专业实践施加影响。

(2)实行以效能为中心的评价方式

以第六次全国公共图书馆评估定级为例,本次评估采用的指标体系进行了较大的调整,服务效能指标中的9个次级指标主要关注数字阅读、新媒体服务、服务数据显示度和服务品牌建设等内容。指标体系的变化揭示了图书馆评估从以建设性为中心转向以效能为中心,体现了通过评估促进服务和效能提升的原则。

(3)推进图书馆数字化的整体布局

2013年,美国教育咨询委员会(EAB)发布了最新的研究型图书馆定义:升级和转换服务,以提供与数据情况相关的信息。这对图书馆推进数字化转型具有重要影响。图书馆应当为数字化转型做好各方面的准备,无论是在分类编目、信息处理等技术层面,还是在检索查询和参考咨询等用户服务层面,又或者在行政、人事等管理层面,都应该预先布局,将图书馆整个体系调整到数字化管理的轨道上来。

(二)迎合高质量增长,图书馆应提供更加优质的服务

1. 图书馆必须把馆藏与知识服务有机结合起来,实现馆藏资源效益增值

过去检验一座图书馆是否有实力,首先看有没有一流的馆藏,因为馆藏体现其文献积累的程度。现在看一座图书馆是否有实力,不仅要看馆藏,更要看有没有一流的服务,一座好的图书馆不仅能利用好馆内的资源优势,而且能调动馆外

的各类资源,并让这些资源实现效益增值。通过优质服务,促进教学、科研和知识转化,让自身和用户在信息利用中增加价值是图书馆的重要任务。因此,图书馆应当积极探索知识服务方式,将馆藏资源与知识服务有机结合,充分发挥在教学科研中的支撑作用,实现馆藏资源的效益增值。

2. 提供以解决用户信息问题为导向的知识服务

数字驱动的知识服务是一种超越图书馆传统服务形式的新业态,是以解决用户信息问题为导向,全方位、全媒体、全过程的数字化服务。以前图书馆主要为从事科研活动的用户提供与文献信息相关的服务,而知识服务则要求图书馆(员)深入参与用户解决问题的过程,甚至在学科预测、研究分析和知识转化等方面提供咨询和引导。再比如,以前图书馆管理的主要是有书号、内容完整的出版物,现在连研究过程中产生的各种研究数据都要纳入管理范围。这就需要图书馆实现转型,围绕社会及服务机构的需求发展。

知识服务不仅需要合适的数字化发展政策和学术环境,而且需要强有力的组织管理和人员配备。尽管大部分图书馆的知识服务还处于起步阶段,但其发展态势已经逐渐明朗,很快就会有实质性进展。

从具体操作层面来看,欧美图书馆界已经在数据驱动的知识服务领域谋篇布局。英国研究型图书馆协会(RLUK)的调查报告"研究型图书馆的数字学术服务及其作用"显示,图书馆在科学研究中的角色,正在从过去单纯的服务提供者向研究合作者转变。目前,英国的部分图书馆已经设立了支持数字学术的专业部门,在开放科学的发展中扮演重要角色。

3. 增加致力于参考咨询的智库服务

智库服务属于参考咨询工作。按照图书馆行业的惯例,参考咨询服务主要是提供资源、线索和指导。有学者将哈佛大学图书馆的智库服务归纳为四个方面:①与学院智库共建共享相关信息平台,通过众多方式积极推动各类信息资源的进一步开发和共享;②为本校智库提供专属服务和空间,打造特色优质资源;③从人才管理角度,提出专职管理智库馆员应具备图书馆专业知识和学术理论知识的双重素质;④支持学院智库发挥文化教育基础功能。

4. 开展与大数据和高质量发展密切相关的精准服务

近年来，作为大数据时代产物的精准服务，因其与高质量发展密切相关的特点，在国内成为一个热门话题。国内专业期刊上这两年有不少论述，对精准服务进行了较为全面而深刻的阐述：唐斌阐述了图书馆精准服务的内涵、机制并展望了应用前景，陈淑英从应用的角度构建了图书馆精准服务模型，潘杏仙从数据思维出发探讨了图书馆的精准知识服务等。这些研究均强调应当在发现和把握用户信息需求的基础上，利用智能化、个性化服务手段，提升图书馆精准服务的水平和能力。欧美图书馆学届、业界的精准化研究主要集中在管理层面，很少像国内一样扩展到服务领域。一部分学者提出一些PQL之类的计算方法，以提升数据处理的效果，进而提高数据检索的准确度；另一部分学者则聚焦于目录管理的层面，如探讨查全和查准之间的得与失等。大数据时代的精准服务，不仅可以节省用户的时间，也有利于降低图书馆的成本，减少消耗，使图书馆服务更环保、更经济、更有效率；同时还为实现用户的特定需求创造了有利条件。

5. 提供查询、咨询的专利信息服务

国内一些图书馆，尤其是高校图书馆已经走在了专利信息服务的最前沿，在提供常规的专利查询服务的同时，还会深入各个研究部门，提供深层次的咨询指导。上海交通大学图书馆喊出了"走进院系基地，融入学科团队，嵌入研究过程"的服务口号，为学校教学、科研、人才培养、学科建设及决策管理等方面提供精准、高效和有力的支撑。

专利服务是时代的发展和进步催生出的图书馆新的知识服务形式，图书馆开展专利服务是我国图书馆事业在创新驱动、转型发展方面取得重大飞跃的标志，也是我们的创新精神在图书馆服务领域的直观体现。国内的图书馆学界、业界在接轨国际的同时，还应当凭借创新精神超越国际乃至领跑世界。

(三)图书馆为符合优质服务的要求应提升各种综合实力

1. 提升信息获取与有效利用的能力

我们从宏观层面看图书馆对社会的贡献。2016年，国际图联为每个人提供了一个渠道和机会：图书馆如何为联合国2030年议程作出贡献报告，呼吁图书馆界与联合国积极合作的全球图书议程,包含17个目标。国际图联要求图书馆提供支持实现各项可持续发展目标,强调对可持续发展至关重要的是获取和有效使用信息的能力。具体提出了六个方面的要求:①在专业人员的帮助下,提高文化素养,包括数字、媒体、信息素养和技能;②缩小信息获取差距,辅助有需要的政府、民间组织和企业更好地了解当地信息需求;③为政府的项目和服务提供网络支持;④通过信息通信技术普及数字化;⑤充当科研和学术团体的核心;⑥保护世界文化和遗产并向个人、团体或组织提供利用机会。这表明图书馆的工作范围突破了传统工作的限制,从对图书、知识的管理延伸到对政府、企业、教育、技术、文化和社会的支持层面。

2. 进一步提高图书馆及馆员的核心能力

现在,图书馆的功能及馆员的职责更加广泛。各国图书馆协会发布了各种图书馆馆员素质要求和技能实用指南,如2009年澳大利亚图书馆与信息协会(ALIA)发布了图书馆馆员核心技能。然而,更具代表性的是一份由加拿大研究图书馆协会(CARL)发布的一份关于图书馆馆员在21世纪重要核心技能的分析报告。报告将馆员的核心技能分为基础知识、人际技能、领导与管理、馆藏建设、信息素养、专业研究及贡献、信息技术七个方面。从这七个方面可以看出,图书馆馆员的职业技能在超越传统要求后得到了提高,通过近年来的具体实践,人们发现馆员的核心能力和其他技能必须跟上时代的步伐。

3. 图书馆实现数字化转型的责任转换过程

首先,图书馆应承担对数据管理模型进行深入研究的责任,并为相关研究人员提供支持的重要任务。在具体的战略规划中,应主动制定具体数据管理模型的总体规划,独立开发公平的最终数据管理模型的主要工具,并协助开发相关的研究管理方法,以便其他人可以快速识别。图书馆应努力为有关研究人员提供完整、连续、公开、科学的信息。在最终数据管理工作中,我们应确保研究结果可操作性,并以各种方式提供和管理有关最终数据集合编程语言结构的专业培训,为有效的计算机技术操作提供全面支持。

其次,图书馆要有足够的勇气,在学术研究方面,积极开展相关的综合课程培训,支持和鼓励相关科研人员了解国内机构;图书馆应着力构建和推广下一代核心体系的关键指标,不断努力提高采用新的、开放的标准进行评价体系建设,并从中获得效益。在一个全面开放的环境中,图书馆不仅是信息和资源的购买者,而且是渠道的全面提供者,还是开放生活环境的创造者,是图书馆发展过程中的主要参与者。

三、图书馆服务面临的新变化

公共图书馆正面临着新的挑战和冲击。从长远来看,我们必须善于寻找新机遇,在新挑战中进一步发展。

（一）现有用户需求和行为再次发生变化

图书馆始终处在一个巨大的社会需求环境中,该环境总是充满活力且瞬息万变。如今,对图书馆最突出的要求是实现成功转型。未来图书馆的转型升级是我们无法想象的,有的美国数字图书馆专家给出的未来判断是:过去5年图书馆的变化已经超过了过去100年的变化,而未来5年的变化将使得过去5年的变化可以忽略不计。变化之大,可想而知。大英图书馆在一项战略计划中表示:在过去的20年,我们环境的变化已经超过了过去200年的变化。随着技术的不断发展,这种变化势必会一步步改变传统学术研究对图书馆的依赖。

在2011年国际图联年度会议上,来自欧美国家的著名学者提出了这样一个案例:当所有人可以在线获取信息内容时,我们还有必要再要一个图书馆吗?也许我们能够在互联网上找到所有我们所需要的相关信息,但是最终我们会发现许多信息根本就不可用,我们不得不回过头来再次依赖图书馆资源。但许多现有用户并没有意识到这一点。其实,我们非常有必要建立各种能够满足人民群众需求的图书馆。2015年11月,有个杂志做了一个调查:你还去图书馆吗?结果显示,公众对图书馆的依赖度下降。因此,我们必须对公共图书馆建设进行思考,重新认识和设计。我们能为用户提供服务的方式、平台渠道和主要手段是什么? 这关系到图书馆的变革能否适应用户市场需求和用户需求行为的变化,关系到各类图书馆目前进行的积极转型是否成功。

(二)不能成功转型的传统图书馆将被边缘化并面临严峻挑战

最传统的图书馆是基于纸质研究文献的图书馆,其特点是空间小、服务简单。传统图书馆的重要地位和吸引力正在下降,甚至在边缘化中消失了。欧美国家的一些学者预测,未来图书馆管理员将逐渐成为13个正在消失的职业之一。这表明外国学者对传统图书馆拥有很强的危机意识。我们不能对此视而不见,采取无所谓的态度,甚至以为即使狼来了,也不会对我们有任何影响。

现在的用户还有必要去图书馆吗?传统状态的图书馆会被边缘化吗?图书馆会这样存在下去吗?任何人所给出的答案都只是他个人的主观判断,关键问题是图书馆是否拥有能持续为用户提供服务的能力。那么图书馆怎样做才可以为用户提供更多的资源和服务来满足用户日益增长的、不断变化的需求?只有传统图书馆向现代图书馆转型时,图书馆才能获得良好的生存和发展。若不这样,图书馆将无法为用户提供高质量资源和服务,用户将不会再步入图书馆进行学习交流,图书馆存在的价值和意义将被质疑,将不可避免地被边缘化。

我们现在使用的图书馆也已经不是原来传统意义上图书馆的样子了。英国图书馆的另一个战略目标是从新标准中定义图书馆。分析表明,他们对图书馆的地位、性质、服务内容、发展趋势等的认识可能会再次发生改变。倘若需要改变,图书馆就必须竭尽全力、尽力而为,直接证明自己的实用价值,图书馆的最直接的价值取决于它为多少用户、哪些用户提供什么类型、什么档次的专业服务。

(三)用户需要图书馆馆员利用各种数字资源提供深度服务

现代图书馆的快速发展离不开现有用户的需求。满足用户潜在需求是另一个解决方案,它是解决图书馆可持续发展的关键问题,这些需求最终决定了图书馆的生存。现在的图书馆从传统图书馆到新型图书馆,从综合服务能力的提升,以及体制改革,都是根据用户需求的变化而不断发展的。

如今,数字馆藏对印刷图书和珍品的需求越来越大,图书馆馆员需要在学科知识、专业知识和能力的基础上,利用众多优质数字资源,为读者提供深度服务。现代化图书馆馆员提供的服务应以相关研究为基础,对研究成果提供相应专业的服务,并且这一研究成果为服务对象提供具有一定价值的参考。它以服务为导向,为服务对象提供完整的保障和充分支持。

因此,可以说用户需要的图书馆是能够满足其知识需求的图书馆,而不是传统意义上的只提供阅读空间服务的图书馆。图书馆需要用户,包括来图书馆的用户和不来图书馆的用户。来到图书馆的用户的知识需求需要满足,而没有来到图书馆的用户的知识需求也必须得到满足。而且,满足后者用户知识需求的意义更大。因此,我们需要分析、探索、预测、激发和超越用户的需求,将用户潜在需求转化为实际需求,从而将图书馆文献资源的潜力转化为用户的满意度。

第 二 章

从智能图书馆向智慧图书馆的飞跃发展

　　人类社会的进步得益于技术的发展。科技与人文的融合,积极推动了传统图书馆向新一代能够提供智慧服务的智慧图书馆方向发展。近年来,人工智能、数字技术、5G技术等新兴技术蓬勃发展,智能城市、智能社区、智能校园随着用户信息需求的不断推进,给图书馆的发展带来了机遇和挑战。加快智慧图书馆建设,不断丰富服务内容,创新服务方式,提高服务水平,是增强图书馆活力和竞争力的重要途径。

一、从智能图书馆到智慧图书馆

　　国际图联于2018年8月举行了第84届会议,这是有关世界范围内的图书馆及其相关发展规划的信息会议,会后发布了将在2019年智能数字网格的推动下探索的十项总体战略技术的发展趋势。除此之外,我们应该充分地意识到,智能图书馆是智慧图书馆的基础,智慧图书馆是智能图书馆的发展目标。高质量的知识服务和智慧服务,是图书馆发展的最终目的。从智能图书馆向智慧图书馆的转变是图书馆发展深化、综合服务能力不断提高的必然结果。

(一)智能图书馆与智慧图书馆之间的区别和联系

数字图书馆又称电子图书馆、虚拟图书馆或在线图书馆,是依托互联网建立的分布式信息系统,以编码的形式加工并存储各种信息资源,方便用户查找和使用。除了基础的信息资源服务外,它还集成了参考咨询服务等功能。智能图书馆是应用智能技术,并将其与高度自动化的数字图书馆有机结合的新型图书馆。它的产生需要以图书馆空间形态、硬件设施以及数字图书馆系统的共同发展为基础。智慧图书馆则是人类社会的三维空间与物理空间、数字空间的立体结合体,虚拟技术、智能技术等核心技术群体是其产生和发展的基础。因此,在数字图书馆、智能图书馆和智慧图书馆三者中,智能图书馆既是数字图书馆的建设目标也是智慧图书馆的建设基础,智慧图书馆则是前两者的最终目标和高级阶段。

1. 智能图书馆与智慧图书馆的区别

智能图书馆与智慧图书馆的本质区别在于"智慧"和"智能"的差异。相较之下,"智慧"是战略层面的,更为宏观;"智能"则是战术层面的,相对微观。智慧图书馆与智能图书馆在其核心动力、功能属性、目的和作用等方面有很大的区别。

首先,二者核心动力是不同的。智能图书馆的核心动力是物的智能化和自动化,以智能技术及其在图书馆的应用为关注重点。智慧图书馆的核心动力是智慧服务,开展智慧服务要以人的智慧(包括馆员智慧和用户智慧)为主导,同时需要具备物的智能。人与物之间的相互融合与合作是其生存和发展的基本条件。

其次,二者基本功能属性不同。二者核心动力的差异自然导致了其功能属性的差异。智能图书馆的核心动力是外部的,其发展由外部与物的智能化相关的技术驱动。外部技术的发展程度决定了智能图书馆的发展水平,而图书馆对技术的应用能力可以体现图书馆的服务和管理能力。智能技术的引入和图书馆应用场景的智能化,决定了图书馆最终的服务效果和服务质量。智慧图书馆的核心动力是内在的,是由馆员和用户的智慧主导的的智慧服务,而外部的智能技术只是服务手段和方式。提供深层次的知识服务和智慧服务,是智慧图书馆区别于其他图书馆形式的标志性特征。因此,培养、提升图书馆馆员的智慧与能力关乎智慧图书馆事业的顺利发展。图书馆馆员应当具备一定的学科专长、应用智能技术和智能设备以及将其与自身的知识、技术、智慧结合起来的能力,这些将直接影响智慧图书馆的服务能力和服务水平。

最后,二者目的和作用是不同的。图书馆的本质是为用户提供优质的服务。但在具体的发展过程中,不同的措施和策略会达到不同的目的和作用。智能图书馆应用智能技术的最终目的是充分解放图书馆人力资源,实现高效运作,间接提高智能图书馆的服务能力,满足用户对优质服务的需求。智慧图书馆则是将各种服务资源,包括馆藏资源、开放存取资源、网络资源、个人知识库、社区信息等,通过智能化设备实现互联互通,通过智能技术实现各种资源的整合、加工、分类、处理和存储;用户则经由网络,访问图书馆门户网站,获取所需信息资源,从而提高了资源的利用率。高质量服务的提供才是最终目的,任何高新技术的使用都必须服从并服务于提高图书馆服务质量。

2. 智能图书馆与智慧图书馆的联系

智能图书馆与智慧图书馆虽然有一定的区别,但并不是完全割裂的。智能是智慧的基础,而智慧是智能的进阶概念。因此,智能图书馆是智慧图书馆的基础,智慧图书馆是智能图书馆的最终发展目标。智慧图书馆需要智能系统(技术)的辅助和支持。智能系统(技术)的独特作用和能力可以优化图书馆的业务和管理,在与人交往的过程中,进一步激发主体的潜能,使其得到获取新知识的能力、理解和处理新问题的能力、人机交互的能力、识别自然语言和图像的能力等一系列的新能力,为图书馆创造更高质量的深层次服务提供强有力的支持。

3. 智能化与智慧图书馆的对接

现代图书馆的信息化建设依托互联网系统及其核心信息内容技术的飞速发展,具有明显的数字化、交互性和智能化特点。随着信息技术在图书馆业界的广泛应用和推广,我国数字图书馆建设情况有了极大进展,图书馆的网络化和多媒体化水平也有了较大提高。

近年来,各种各样的智能技术已在生活中得到广泛应用。例如,大多数人的生活都是这样的：阅读内容的整体实现是使用基本标准的智能手机、任意移动平板设备以及电脑。再如，在搜索框中输搜索词时，数据库检索系统会直接根据相关值系统自动显示与之关联的词，这实际上是基于各种程序在智能系统中的应用，基于用户及其技术。在中英文口语应用程序中使用汉英翻译软件时，我们使用的是一种应用于各种自动机器智能应用程序的翻译技术。使用翻译软件进行翻译时，我们使用机器智能来翻译扫描的图像内容并自动将其识别为文本，并且使用光学字符识别（OCR）技术来智能地转换。我们使用全球定位系统（GPS）技术为旅行中的各种地图导航软件提供定位服务，我们使用标准的多媒体播放技术播放各种图片和图像数据，并收集、处理和编辑文本组织，这是完整智能技术的实现。然而，人们在生活中往往忽视其客观存在。到目前为止，智能技术的实现已经达到了很高的水平。典型的案例有智能机器人alphago在击败围棋大师后成为现实世界的冠军。我们确信，未来智能技术还有更大的发展空间，应用领域也必然会继续拓展。目前，人们在享受智能带来的便利和高效的同时，也会对智能提出更高的要求。但在有些情况下，常常会混淆智能与智慧的概念。因此，梳理并区分两个概念之间的关系十分必要。

（1）智能并不代表真正的智慧

从词义的角度辨析，智慧是人类独有的属性，而智能更针对事物。根据《英汉翻译词典》的定义，人的智慧包括区分、详细分析、做出准确的判断的能力，还包括发现、创造和发明新的概念理念、实际事物的综合能力。对智慧的这种定义包括两个层次的内容：以准确判断和全面分析为主的智慧，以及以市场创新和自我意识创造的真实人的智慧。随着智能应用技术的发展，机器变得需要具有详细的分析和判断能力。例如，在没有驾驶员的情况下，有的汽车能自动识别路况并做出正确的决定，如调整速度、车道保持和超车并道等。然而，一方面这种能力是由人类创造并赋予机器的，另一方面这种能力完全不同于人类的复杂信息分析能力和综合能力且与之存在较大的差距。因此，尽管人工智能具有详细分析和准确判断的能力，但这对人类而言只是初级能力，更高层次的创造与创新是它目前无法做到的，因此它不能通过自我突破和创新而不断创造自我价值，自然也无法代替人的智慧。

(2)智能化能够加速智慧化的进程

随着社会智能化水平的提高,全自动机械化设备将代替人类完成越来越多的机械性任务。例如,在未来,机器人将取代非常简单和重复性的重体力劳动,智能工具和应用软件则可以完成有固定程式的脑力劳动。这一现象将在几年内变得越来越突出。随着人工智能技术的发展,人们可以从复杂的工作和一些繁重危险的任务上解放出来,从而促进人们向自由健康的生活方式的进一步发展。对于加速整个现代人类社会化进程来说,这样的快速发展,必将成为一个大趋势。人们从简单重复性的劳动中解放后,将有更多的时间和精力从事创新创造工作,从而促进社会的智慧化进程。但从另一个角度看,智慧是人类社会全面发展最为丰富的动力。

智能技术的不断进步和发展将导致越来越多的设备、工具和软件取代人力。人类的智慧是在理论和实践中创造和发展起来的。人们从事劳动实践的方式多种多样,在劳动实践过程中,参与者的大脑和身体不断地运行、发展和完善,进而刺激产生更高层次的发展需求。当人类简单重复性的劳动完全被自动化机器和智能化软件工具所取代后,我们将不可避免地向以不断创新和突破为主要任务的新型智能劳动迈进。因而,智能技术的发展更好地支持了人类的观察、判断分析以及各项能力的发展。人与智能系统的结合将产生一种类似于智能大脑(intelligent brain)的先进思维方式和思考方式,能有效地促进人类智慧的提高。

(3)智慧化有助于引导智能化发展方向

随着机器学习、深度学习、大数据等各项新兴技术的发展,未来人工智能应用必将取得重大进展和新的突破,越来越多的工业和产业过程将被人工智能机器人所取代。我们必须继续保持投资规模,以更先进的现代人类智能服务于人类。没有人类智慧的强大支持,就无法实现各种智能化运作。如果人类智能更加先进,那么智能系统技术的水平将会更高。智慧为人所拥有,而人是推动整个社会发展的关键力量;智能是物质的,人类智慧可以生产出各种形式的智能生产工具。因此,智能图书馆首当其冲的任务是不断促进和刺激人类智慧的发展,并在此基础上利用人类智慧来不断引领智能健康发展,而不是放弃本质只追求最终目标,只关注重物的智能而忽视人类的智慧。

(二)智慧图书馆

1.智慧图书馆的本质属性

智慧图书馆是将图书馆的各种综合智能核心技术、智慧服务等业务管理系统相结合而发展起来的智能综合体。它是由全智能技术和智能馆员作用于图书馆业务和管理系统而实现的智能化系统。另外,智能化技术是提供智能化服务的最佳途径和主要手段。随着物联网系统和智能系统建设落实,图书馆日常管理系统的智能化服务实现获得了可靠方式,互联网业务和日常管理的持续优化是实现其效用的基本条件。将智能技术应用到图书馆核心业务和管理模式中,可以形成包括智能楼宇管理、智能定位、智能图书推荐、智能信息检索分析与咨询等核心功能的智慧图书馆。

2.智慧图书馆的特征

(1)资源智慧化

馆藏资源是图书馆的基础,智慧图书馆也不例外。同其他形式的图书馆相比,智慧图书馆的主要特色之一是各种资源平台的高度集成和组织。智慧图书馆的馆藏资源可以以各种各样的形式,经由图书馆建设的网站、应用等各种平台,在不同的机构、业务部门乃至于实践活动中实现知识共享,并推动各种媒介资源的深度融合。目前,我国许多图书馆正在建设高度智能化图书馆,以提供智慧化服务。建设一站式在线数据库检索系统是图书馆实现智慧化的第一步,随着智慧图书馆建设的进一步发展,图书馆的资源智慧化程度将得以深化。

(2)服务智慧化

服务智慧化是智慧图书馆建设的核心目标之一,也是智慧图书馆重要、明显的特征之一。先进的技术和相应的硬件设施是实现图书馆服务智慧化的前提,包括人工智能技术、物联网技术、大数据技术等技术条件和智慧化图书馆设备等硬件设施。在此基础上,图书馆工作人员要更新知识内容以提供更加符合用户需求的服务,坚持为用户提供科学的知识和专业的服务,对市场需求进行详细分析,并致力于各种实用性研发,最终为用户提供高水平的服务。

（3）管理智慧化

管理智慧化主要体现在业务流程和人事管理环节。一方面,图书馆重新设计和改进了其业务流程,以适应新一代的智能系统和设备,使其可以满足智慧化时代对图书馆智慧知识生产和服务流程的要求。另一方面,采用创新、能动的方式实现对图书馆馆员的培训和管理,同时结合有效的激励制度,坚定馆员的的职业信念,培养馆员的创新热情,并使其掌握扎实的数字信息化技术。具备这些独特素质的图书馆馆员,有助于保障智慧图书馆的运行效率。

（4）空间智慧化

空间智慧化主要是指图书馆馆舍及其设备、设施的绿色节能化,包括馆舍建造及装修使用的耗材和支持图书馆运行的各种硬件设施、网络设备等。此外,为了满足用户的智慧化体验,图书馆应当打造结合阅读、休闲、社交场景和其他娱乐功能于一体的服务空间,这是一种向用户提供各种符合其需求的智慧化场所。

（三）智能图书馆向智慧图书馆发展的偶然性和必然性

1. 发展智能图书馆的优势

可以从两个方面阐述智能图书馆发展的优势:一方面是为用户提供智能服务的优势,另一方面是在施工过程中对环境建设与发展的促进。

在智能服务优势方面,智能图书馆已经超越了在线图书馆、移动图书馆和自助图书馆的发展思维范式。智能图书馆是以智能服务为发展动力,以人类智能为发展载体,具有情报技术和研究馆员的智慧。我们应该结合智能技术和馆员智慧,创造一个充满智慧知识服务的生活环境。不仅通过智能空间、各种智能设备、智能设施,为更多的用户提供更广泛、更集成的智能服务,还可以提供与知识相关的服务,如智库服务,让用户通过智能交互体验深度服务全部内容。智能图书管理设备和智能设施以及各种专业服务手段更加智能化,图书馆的服务内容将更加全面。

从促进环境建设与发展的角度出发,图书馆界应积极探索并逐步完善智能图书馆规划建设的理论与实践,维持良好的服务并营造满足社会阅读需求的理想阅读环境,为智能图书馆的发展提供支持。不断更新升级技术,创造智能图书馆建设及其专业服务升级优化的条件。例如,可以将AR与VR技术与图书馆的真实空间、业务紧密结合,虚拟图书馆和真实图书馆的专业服务与空间的紧密结合,在虚拟图书馆和真实图书馆的专业服务与空间之间形成一种跨界关系空间服务的性质。综合应用大数据、机器学习、人工智能和物联网等技术,在集成图书馆数据资源的基础上,实现特征提取、关联分析、用户建模等数据挖掘操作,并由此发现用户显性的和隐性的需求,以便为其提供更加全面、个性化的服务。人的智慧是智能图书馆建设和进一步发展的关键。虽然图书馆跨学科管理人才仍然缺乏,但随着今后技术准入条件的逐步降低和技术人才持续培养力度的不断加强,在人才系统培养和引进过程中存在着的许多障碍和困难都必将会迎刃而解。

2. 智能图书馆发展过程中的困境

智能图书馆的建设程度由智能技术及其设备发展情况决定。机器智能(Machine intelligence)是制造者利用人工干预和设计手段赋予机器的能力,并非真正的智能,只能算作机器辅助智能(Machine aided intelligence)。智能机器的作用基本上是辅助性的,在维护和应用发展方面有很多局限,不能无限夸大机器辅助智能,人工智能技术及其应用应该由人类智慧主导。

从技术和其他设备的再投资来看,人工智能作为一项相对先进的技术,其软件系统的开发和维护成本相对较高,给图书馆的资本投资和配置带来很大的压力和困难。由于图书馆具有很高的学术需求,长期以来资源规划和建设的综合成本仍然很高,图书馆对智能技术及设备的后续投入,可能会因资金缺乏而大幅削减。

从各种技术和设备对环境的适应性可以看出,智能图书馆的建设是一个渐进的过程。必须在适应图书馆现有技术和综合环境的基础上,选择并引进新的核心技术和设备。不同图书馆对系统的技术实现有不同的要求,所以说个性化智能系统的协同开发是非常复杂和困难的。另外,为了保障智能系统的建设和稳定运行,需要实现对旧技术、设备进行改造、更迭,这也对图书馆的人员配置提出了更高的要求,不仅需要图书馆馆员掌握图书馆专业知识及其核心技术,还需要其具备智能系统的开发和维护能力。但就目前来看,图书馆缺乏这样的高层次人才储备,且相关专业技术人才的引进与培养十分困难。这就导致了图书馆自身人力资源配置不合理、难以紧跟优质技术资源环境变化的现象仍然存在。

从智能图书馆的业务开发和服务流程来看,智能图书馆的个性化服务能力有待进一步提升。目前,智能图书馆的具体服务和业务处理都通过机器和程序完成,事先设置了相对完备的规则,以约束输入和输出的内容。另外,虽然智能技术和系统处于自动处理阶段,但受到当前人工智能等技术发展程度的限制,还无法实现完全的自然语言处理,在没有人工辅助的情况下,图书馆的智能系统只能向用户提供部分功能性的服务,而无法解决超过其限度的问题。

3. 各种智能化技术推动图书馆不断向智慧化方向发展

当前,以物联网平台、大数据和人工智能为代表的技术迅速发展,已经成为国内新兴领域讨论和深入研究的热点话题。互联化、智能化和智慧化成为不可阻挡的趋势。通过不断调整发展战略,适应快速变化的新技术环境,已成为包括图书馆在内的各行业谋求发展的必然选择。其中,最值得注意的是"智慧"。自IBM发布《智慧地球,赢在中国》白皮书,提出"智慧地球"的概念以来,智慧政府、智慧城市、智慧社会、智慧社区、智慧校园等概念正在迅速变为现实,引起了政府和全社会的关注。2017年,党的十九大报告提出要建设智慧社会,推动互联网、大数据、人工智能和实体经济深度融合,为社会发展提供新的增长点和新动能。因此,图书馆需要通过规划、转型提高信息和知识服务能力,以更好地发挥其应有的作用,服务智慧城市、智慧社区、智慧校园等建设工作,根据用户需求的变化实时调整和实现图书馆价值。用户需求是图书馆存在的基础,然而在智能技术的冲击和外部环境的急剧变化下,传统的图书馆已经不能满足用户的深层次需求,面对用户流失、生存活力减弱的困境,转型与变革是图书馆"自救"的唯一方式。在智能技术的推动下,智能图书馆转变为智慧图书馆,智能服务发展为智慧服务,将成为继传统图书馆向数字图书馆转型后,图书馆发展历程中又一浓墨重彩的一笔。

随着各种信息核心技术、人工智能、大数据和电子计算机技术的应用,更多用户的市场需求正在转变为更个性化和更深入的知识的潜在需求。图书馆的传统服务形式已经难以从用户那里获得更多的价值认可,必须通过引入新技术、创新服务方式来增强生命力。

社会和公众不是不需要图书馆,而是需要有别于传统图书馆的图书馆。他们需要图书馆朝着一种新的风格前进,实现新的功能。智慧图书馆不是概念炒作,而是未来一段时间内图书馆事业发展的明确前景与核心战略,尤其是在目前已经具备一定的技术基础和社会需求的情况下,图书馆的智慧化转型已经成为必然,图书馆的各项服务实现智慧化也已经提上日程。

4. 社会文明的发展程度越高,公众对智慧图书馆的需求和要求就越高

社会文明发展的程度和公共需求是图书馆生存的基础。在提高专业服务能力方面,促进人类社会文明阅读方式的成功转型和全面发展是图书馆可持续发展的关键。在国内外,智能图书馆的核心概念明显是随着智能化思想的出现而产生的,并在智能化浪潮的推动下得以实施。在我国,国务院于2017年7月20日发布《新一代人工智能发展规划》,同年10月,党的十九大报告提出建设智慧社会。在高等教育产业方面,2016年,教育部发布《教育信息化"十三五"规划》。中国图书馆界紧跟时代步伐,就智能图书馆建设与服务等问题开展多起学术研讨会和培训,推动智慧图书馆理念的全面发展和深入实践。如2018年10月,在青岛举办了智慧图书馆规划建设与服务研讨会,同年11月27日,在武汉举办了智慧阅读图书馆发展论坛等。公众是图书馆提供相关信息服务和知识服务的实际受众,在公众服务需求不断提升、知识获取渠道日益多元化的背景下,公众对传统图书馆的依赖将逐渐消失,图书馆现有的用户群体和实际价值也将减少,图书馆的市场价值和生存价值将再次受到质疑。图书馆需要走向新的形式,实现新的功能。智慧图书馆是图书馆发展的新目标。

由此可见,从全球到国家层面,从教育产业到图书馆领域再到用户层面,智慧建设已成为国家发展战略和社会发展体系的重要组成部分,图书馆的智慧建设势在必行。

二、智慧图书馆与智慧服务

在当前形势下,各行业正朝着世界互联、智能化的方向快速发展。图书馆也是一个迅速发展的产业,图书馆智慧化是大势所趋。在整个图书馆的发展史上,随着智能时代的到来,它经历了从传统的纸质图书馆到数字图书馆乃至智能图书馆的变迁,还将进一步发展成为可以提供更高质量智慧服务的智慧图书馆,作为未来图书馆快速发展的最主要形式,将开启图书馆全面发展的新时代。

(一)智慧服务

从传统图书馆到数字图书馆、智慧图书馆,无论其管理与服务形式如何变化,为用户提供符合需求的服务始终是图书馆工作的核心。智慧图书馆中的智慧服务应是其区别于其他图书馆的最明显特征,也是其能够健康生存和发展的关键因素。前期和各种情报服务相关联的研究主要集中在服务模式的内涵和探讨方面,现如今对情报服务的质量评价也开始更加注重智慧的运用。

1. 智慧化服务的丰富内涵和及其显著特征

类似于DIKW(数据、信息、知识、智慧)模型,数据、信息、知识和智慧构成了低级到高级逐步递进的金字塔结构。通过继承和观念创新,回归原有的知识服务提供,图书馆仍在逐步从信息内容提供服务向科学知识专业服务和全智能化服务升级。关于图书馆智慧服务主要有以下三种观点:

观点一,图书馆智慧服务相关专业所提供的服务主要基于图书馆高质量的相关信息资源和图书馆馆员的智慧服务。这是一种真正的富含知识价值和超一流的智能服务提供,因为它拥有相对丰富的独特且多样化的高质量资源。这种服务具有通用性、智能性和针对性。

观点二,图书馆智慧服务是建立在知识提供服务的基础上的。它是社会个体将显性的、隐性的实践知识和显性的科学知识转化为真正的智慧、真正的价值智慧、理论实践者的智慧和智慧产品的体验的过程,是智慧的实现过程;在这个实现过程中产生的人类智能和智能产品可以为用户提供非常有效的技术支持和知识应用的开发创新。其特点是进一步提高所有用户的科学知识应用能力,帮

27

助现有用户实现实用知识观念创新。

观点三,没有对图书馆智慧服务给出非常明确的定义,它认为智慧服务是智慧图书馆可以通过各种方式为现有用户提供的服务。此观点扩展了智慧服务的提供范围,除了前两个描述的服务提供之外,还包括多种类型的服务特征:智慧化服务特征、人性化专业服务理念、专业服务对象的泛化、专业服务场所的普遍性、整体服务空间的虚拟网络化。而多业务提供就是这些手段的智慧化、服务提供方式的集成化、服务提供主体的智慧化、服务内容的智慧化、不同类型服务的多样化。

2. 智慧服务模式

对于智慧服务模式核心和本质应该有一个有正确的理解,并进行好的设计搭配,为未来规划和大型布局服务。目前,关于智慧服务模式的研究根据服务视角的不同主要分为三种类型。

(1)相对概念视角下的智慧服务模型

基于标准智慧图书馆和智慧服务提供的新概念,从人和物的价值层面高度抽象,充分考虑人的智慧化和全智慧化这两个关键点,如冉从静等人将智慧图书馆新服务体系标准划分为四种核心服务模式,即以优质资源规划建设为核心,以新技术应用为创新导向,以更多读者需求为三个中心,以足够的空间重构为趋势;张彦贤等人将图书馆智慧化的两种服务模式分为全智慧化服务、智慧化服务和概念智慧化服务,其中智慧化服务象征着各种技术智慧、慧力和学问,探寻真正的智慧和人类的智慧。

(2)用户需求情境下智慧服务模型

主要关注用户在不同需求情境下的特点和潜在需求。技术是提供服务的手段,根据现有的用户行为实施数据,陈晨全面构建了现有的用户化身和个性化智慧服务点评系统和智能文本阅读服务,构建了准确的专业服务产品整体营销策略;曾子明等根据用户在相同情况下不同的知识市场需求,提出了智慧阅读为图书馆的嵌入式科学知识提供服务。李朝晖等人更加注重全民参与大众创业的需要和创业环境中的创造与持续创新运动。

（3）从技术角度看智慧服务模型

这种研究侧重于技术在图书馆服务中的应用。从总体上讲，它着眼于一个相对微观的服务层面。其相关服务提供多种模式，包括基于射频识别（RFID）和社交本地移动（SoLoMo）的全自助服务多种模式，基于标准、非常精确的基本定位算法实现和数据全面深度挖掘的挖掘服务提供模式，以及基于市场感知技术的场景。

3.从服务质量看智慧服务的评价

在中国，智慧专业服务和高质量评价的研究成果已经开始显示出其强大的力量，并且仍处于深入探索和研究的阶段。例如，张云凯运用统一的自适应协调理论体系和专业服务与质量感知能力的科学理论，构建了如何评估学校图书馆情报部门提供的服务质量水平的模型结构。张云凯从读者的触觉角度出发，设计了社会公众对图书馆的智慧服务和质量直接评价系统；利用网络问卷调查和国内专家访谈的研究成果，提取了影响服务质量的诸多因素；智慧图书馆提供的信息和质量，构建专业服务和其他因素的框架基础。

（二）智慧图书馆智慧服务的愿景

1.服务场所泛在化

目前，场所泛在化的倾向在社会各行业的服务中逐渐明显。如何使用户随时随地的，以多样化的方式获得满意的服务，已经成为各种智慧化服务急需解决的核心问题和成功的关键。智慧图书馆通过引入物联网、增强虚拟现实等新技术，将图书馆建设成为虚拟与现实相结合的智慧感知空间，其三位一体的空间布局，也在一定程度上打破了地域、空间和时间等限制因素对图书馆服务范围和质量的制约。尤其是移动式的服务方式，真正实现"用户在哪里，图书馆就在哪里"，让时间、空间、环境等都再难以影响图书馆服务质量。

2.服务空间虚拟化

引入了增强现实和虚拟现实等技术的智慧图书馆，具备虚拟现实功能，可以实现服务空间与虚拟现实的高度结合，提供给用户可以将其视觉、听觉、触觉等完全沉浸的图书馆虚拟空间，同时辅助用户实现与图书馆真实场景跨越时空的交互。真正实现仅用一部电脑或手机,就可享受图书馆提供的各项配套服务。利用增强现实与虚拟现实技术,可以将真实的图书馆模拟复刻为3D立体场馆,再将图书馆的数据库系统和信息检索、参考咨询等服务功能集成到3D场馆中,就可以建立起虚拟图书馆。用户使用虚拟图书馆时,可以如同亲身到图书馆一般,看到整个图书馆外部建筑、内部空间布局等,甚至是图书馆的每一层、每一个书架、每一本书的分布情况,足不出户就可以四处闲逛,在图书馆找到所需的资源和服务。

3. 服务手段智能化

高度智能化的平台是智能图书馆突出的特点之一。互联网信息内容中各种技术的应用,奠定了图书馆资源的定位、推送、定制和管理等智能化的基础。例如,RFID技术的引入,提高了图书管理员在图书借阅、还书、售书过程中的管理和服务工作效率;智能代理技术可以接收所有用户的指令,帮助用户完成各项任务。在这项技术的应用中,图书馆可以为所有用户提供快速、准确、个性化的服务,而无需人工干预。例如,利用清华大学的人工智能机器人地图和南京大学图书馆的多模综合数据进行技术采集分析,其海量内容的科研教学数据可供所有用户使用。此外,图书馆还可以利用数据挖掘、机器学习、云计算等技术和工具为用户提供深层次的智慧分析和知识服务。

4. 服务方式集成化

物联网技术的应用,建立了一个网络互联的图书馆集成系统,使图书馆的资源、服务及其实体设施完成了虚拟与现实的结合,为智慧图书馆实现高度智慧化服务奠定了良好的技术基础。在智慧图书馆中,用户与图书馆之间的服务模式由原来的单边服务变为网状服务,使用户能够在复杂多样的服务过程中实现对图书馆的服务流程快速、自由地关联和切换,以确保用户能够在最短的时间内使用最少的成本获得资源和服务。

5. 服务内容知识化

知识化是智慧服务的基础和目标。在现代智能技术的辅助下,智慧图书馆的服务形式从文献服务发展为智慧服务,服务能力不断提高,服务内容由粗放的文献单元转变为深入细致的知识单元。智慧图书馆网络化、立体化的管理模式和图书馆管理系统的自动感知功能,从用户和图书馆双方收集了大量的读者信息、设备参数、信息资源等各项数据,奠定了图书馆针对用户群体或个体开展个性化知识服务的基础。智慧图书馆的知识服务,就是在人工智能和大数据技术的支持下,挖掘潜藏在海量数据中的知识并加工,使之形成智慧和知识产品并提供给用户使用的过程。此外,智慧图书馆也要求图书馆馆员具备更高的知识和能力,传统服务模式下的引导式服务早已不能满足用户需要。智慧图书馆的馆员需要提供有助于解决问题的智慧和知识,或者具备提出解决问题的方案的能力。

6.服务体验满意化

用户满意度是众多服务行业的共同目标,也是评价其服务质量的核心标准。图书馆为了获得更高的用户满意度,会不断优化和改进其服务。智慧图书馆以人本主义为核心理念,引进智能技术,进一步推动图书馆向专业化服务领域的拓展,努力营造立体化的服务环境,提升和优化服务提供模式和多种服务方式,发现用户并提供全面人性化、精准化的服务,使所有用户使用和依赖图书馆所提供的全面准确的服务。随着智能技术的应用和馆员能力的增强,智慧图书馆将与时俱进,并在其服务中融入人文情感与智慧,以达成远超用户期望的服务效果,从而提高用户对图书馆服务质量的满意与认可程度。

科技的发展推动了时代的变化,为各行业创造了新的环境。在人工智能技术遍地开花、融入社会各行业,区块链、5G等高新技术迅猛发展并得以落实应用的环境下,智慧图书馆的建设与发展被赋予了更强的活力和更多的可能。在泛在、虚拟化的服务空间内,已集成化和智能化的服务手段与方式,提供知识化的服务内容满足日益增长的用户需求,也将会从美好愿景变成现实。

三、智慧图书馆转型与发展所面临的问题及解决途径

(一)智慧图书馆发展过程中需要解决的问题

1.图书馆基本职能的明确定位与作用处理机制

图书馆承担着提供信息和知识服务的职能,体现着一个城市乃至国家的文

化软实力水平,是构成社会文化服务体系的关键一环。图书馆的基本职能包括传播文化、学术研讨、服务社会和提供专业教育等。智慧图书馆是智慧城市概念下图书馆的一种新形式,是智慧城市建设的重要环节。在转型过程中,首先应当保证图书馆原有基本性质不变,明确功能定位并尽可能的拓展其外延,以不断提升图书馆的的价值和作用,为用户提供更加全面、高效的知识信息。充分发挥作用,为智慧城市的建设和发展服务,在智慧城市中具有独特的功能。

2. 图书馆核心业务系统及相关人员配置功能的重构

智慧图书馆的组织架构和业务系统,受到日益多元、复杂的环境影响和高新技术的推动,亟需重新布局。这关系着智慧图书馆的建设及发展进程,也影响着智慧服务的提供。因此,转型过程中,应当关注智慧图书馆的开发框架和服务体系,结合当前开展的工作重点和服务方式,通过对原有架构、流程等环节的重组,建立符合智慧图书馆职能要求的核心业务系统。同时,重构后的核心业务系统,对图书馆馆员的素质提出了更高的要求,需要更多具备多学科背景及专业素质和技能的复合型人才,这将对馆员队伍建设施加更大的压力。尤其是在智能技术被引入图书馆运行的关键环节,急需专业技术人员从事图书馆技术系统的管理运营和日常维护。除此之外,在其他领域中,不同学科背景的专业人才也是不可或缺的,是智慧图书馆适应时代发展,发挥服务效果的重要保证。

3. 图书馆专业服务能力的重大变化

图书馆存在的价值体现在服务和效益上。传统图书馆的服务是人力密集型的事务性服务,提供给用户的多为引导,而智慧图书馆应当向用户提供知识密集型的智慧服务。因此,图书馆在转型过程中,应当关注其服务能力的提升,以适应用户对智慧图书馆服务的基本要求。首先,应当将馆员的学科背景、专长同信息分析能力、技巧和智能技术结合,提升馆员的专业服务能力,建立起一支由学科馆员、数据馆员、智库专家、智慧馆员等在内的多层次人才队伍。以新型馆员队伍为基础,充分发挥他们的专业服务能力,开展服务内容的革新,构建以文献服务和主题服务为基础,数字和移动图书馆服务为核心,数据管理服务、智库服务等为新功能,以人性化的方式呈现知识和智慧成果并不断发展完善的全周期服务系统,使用户可以从中接受到从发现问题到解决问题的全过程服务。

4. 图书馆整体快速发展与核心技术框架有机结合

图书馆的智慧化转型,并不是简单的将高新技术应用到传统的图书馆工作中。单纯的高新技术的盲目堆砌反而可能发生技术层面的冲突,从而影响图书馆的服务效果,拉低服务效率。智慧图书馆重视的是其整体功能价值的提高和智慧服务中的用户体验与满意程度。因此,为了实现图书馆的智慧化转型和发展而引入新技术时,应当综合考量该技术与图书馆实际情况和需求的匹配程度,主要有如下几个方面的指标:社会发展水平、技术应用前景、图书馆的经济实力、办公信息化和资源数字化水平、馆员掌握技术的潜在能力、用户接受该项技术的意愿和使用其获取服务的难度等。只有当新技术对图书馆、馆员和用户而言均是有效可行、可用时,其在智慧图书馆建设与发展中的作用才是积极且长久的。

(二)智慧图书馆发展与转型策略

1. 加强战略规划与业务布局

由于"智慧图书馆"是近年来刚刚兴起的概念,目前图书馆的智慧化转型仍然处于初探阶段,所以在智慧化转型过程中,图书馆及其主管部门应当做好统筹规划和战略布局,以分步走的形式实现长期、稳定推进。同时,根据智慧图书馆在不同阶段的发展特点制定相应的业务内容。从技术发展和获取的角度来看,我们可以遵循具有 RFID 的伪智能阶段—具有多个传感器和准确服务的弱智能阶段—具有人工智能机器学习和智能响应的强智慧阶段—基于超级人工智能和人类自动提供类似智能服务的超级智能阶段的发展路径。

2. 加强对图书馆馆员技术能力的培养

图书馆的智慧化转型,对图书馆馆员的能力与素质提出了革新性的要求,使用、维护乃至于开发智能技术和相应的智能设备的能力,将成为日后图书馆馆员的核心竞争力。这是因为,作为图书馆核心要素的馆员是决定图书馆是否"智慧"的关键,只有具备智能技术能力的馆员利用其掌握的技术和方法向用户提供服务,图书馆才能真正实现与智能技术的对接,实现真正的智慧服务,完成图书馆的智慧化转型。因此,图书馆应当加强对其馆员队伍的建设,通过外部招聘与内部培养两种途径,综合提高馆员队伍的技术能力。在招聘新生力量时,要加强准入机制,吸纳具备计算机、软件等高技术学科背景或者具有多学科背景的人才。而对内部,应当制定合理的培训制度,重点关注学习能力较强的青年馆员,为他们提供多样的培训课程、讲座、论坛和进修学习的机会,同时还要建立有效的激励制度培养馆员的学习热情。

3.加强对用户技术能力的培养

用户作为图书馆服务的受众,是图书馆价值的评判者。但这种评判是相对主观的,受到多方因素的影响。其中,用户自身接受服务的能力是其中主要因素之一。这一因素可以解释为:用户对图书馆及其服务的了解程度,用户掌握的应用图书馆的能力,用户对图书馆变化的应对能力等。智慧图书馆是在新技术的基础上连贯发展起来的,在图书馆中更多地使用智能技术,以智慧管理、智慧服务为应用目标,推动智慧图书馆目标最终实现。因此,应当提升用户技术能力的培养力度。

4.增强智能技术的敏感性

智能技术是形成宝贵智慧的重要保证,也是促进社会发展的重要力量。随着智能技术的升级,向智慧图书馆的转型已势不可挡。智能技术是智慧图书馆出现和发展的基础。图书馆应积极适应瞬息万变的技术和需求环境,提高智能技术敏锐度并引进新技术,为图书馆的智慧化转型助力。因此,需要建立完备的技术队伍,承担基础研究、技术研发和应用推广的职责,以加强对新技术的识别及其应用转化的能力;在保障主导权的情况下,积极的与科技公司合作,借助其技术优势加快图书馆的智慧化转型进程;增强智慧图书馆建设的主观能动性,主动参与到智慧城市、智慧社区的规划建设过程中,提高图书馆的竞争力和生存能力;此外,还要学习吸纳国内外智慧图书馆建设的经验及教训,少走弯路,避免重复投入、资源浪费等问题。

(三)加快培养智慧图书馆中的智慧馆员

图书馆是由人和事物相互作用的复合体。图书馆馆员是图书馆业务和管理的重要执行者,是图书馆不可或缺的要素。伴随着图书馆的服务方式和服务内容的整体结构不断发生重大变化,图书馆服务人员的角色、任务和综合能力要求也发生了显著变化。有关智慧图书馆馆员的相关研究集中在三个层次上:什么是智慧图书馆馆员?合格的智慧图书馆馆员应该具备什么样的能力?如何培养适合智慧图书馆发展的图书馆馆员?

1. 智慧馆员角色定位

智慧图书馆中服务人员是在智慧图书馆的规划、建设和深入研究的背景下,图书研究型馆员的一种形式。我们可以这样认为,图书馆馆员是智慧图书馆所有工作的主要执行者,是所有用户服务的完整提供者。他们在学科领域也有一定的背景,精通图书库、信息内容技术的实现以及所有智能设备和领域,可以使用各种知识和核心技能,高效地为用户提供全面和专业的服务。具有相应的专业性、逐步开放性、多样性和可信赖性,包括对所提供服务的坚持,对重大危机的应对和执行,个人不断学习、不断突破和创新的意识。

对于智慧图书馆馆员的角色,有两种观点:一是知识能力型,文史研究员应是多才多艺的专业人才,具有较强的多元化工作能力。他们不仅是国内各类技术专家、人文学者、自然人文学者和管理模式带头人,更是将不断创新和发现与强大的地域文化实践知识相结合的引路人。二是智慧图书馆馆员仍然是权威专家,帮助所有用户彻底解决问题。发展图书馆服务供给仍是其首要和核心的工作职责,他们应当是学科领域的专家,具有但不限于参考咨询和文献检索利用的技术能力。他们的个人素质较高,综合能力更强。不仅如此,他们能够熟练地运用新的核心技术,为用户提供更全面的实用知识专业服务和增值服务。经过学习培训,可以成长为专业学科知识背景、情报咨询服务的智慧馆员。

明确的身份定位和角色定位都是图书馆馆员继续开展服务工作并发挥作用的前提。在智能信息建设的环境中,图书馆馆员的工作要求和工作重点都会发生变化。在这种情况下,图书馆馆员从事学术和科研将影响到其职业的规划和建设以及图书馆馆员工作的全面发展。然而,尽管图书馆的形式再次发生了重大变化,但在提供公共开放区域文化服务和传承发展方面的定位并未改变。因此,作为智慧图书馆工作的主体,智慧馆员作为服务提供者的角色并没有改变。

在图书馆学领域,他们也是各种科学研究领域的助手。

2.智慧馆员的服务能力要求与培养途径

(1)智慧馆员的服务能力要求

国内关于智慧馆员能力建设的研究通常是通过推测性推理、文献研究和实证研究相结合进行的。例如,王金娜采用推测性推演的方法,提出了智慧图书馆馆员能力结构的金字塔模型,塔身的专业性、基础素质以及与人沟通的基本能力较强,而塔顶主要以日常管理和学术研究为基础提供服务、具体资源规划和建设、不同技术岗位的核心竞争力,顶级为协同日常管理和学术研究开发与创新的激烈竞争技术能力。

综上所述,智慧馆员的能力可以概括为基本能力和核心能力。前者是所有图书馆馆员应具备的基本能力,包括合作、沟通、持续学习以及基本语言和技术应用。对于后者,处于不同位置的图书馆馆员的核心能力也不同。例如,数据管理员的主要任务是管理和处理数据,充当着图书馆的数据分析师。因此,数据图书馆馆员除了具备基本能力外,还必须具备诸如数据处理和应用之类的核心能力,而其他类型的智慧图书馆馆员可能不需要这些核心能力。

(2)智慧馆员服务能力培养途径

从图书馆的角度出发,可以优化现有的招聘模式、人员配备与培训模式、激励措施等,提高智慧馆员的准入门槛,让专业馆员根据自身能力提供专业服务,为馆员提供合作创新、继续学习等良好机会。从图书馆馆员的角度出发,首先,应增强对危机和变化的认识,积极加强自我学习;其次,要保持不断学习和进步的状态。通过项目驱动和协同工作模式,提高自身在持续科学研究实践中的能力,并努力转变为复合型和高级人才。从高等教育的角度看,应该转变图书馆学专业人才的培养思路,要加强复合知识和能力的培养。

四、智慧图书馆中馆员应具备的能力

智慧图书馆的智慧主要体现在以下四个方面:优质资源,专业服务,管理,空间。这对图书馆馆员的职业素质和技术能力提出了新的要求。馆员的个人素质和能力可以概括为：外在职业素质和能力，内在职业素质和能力。

（一）外在职业素质和能力

1. 智慧知识技能

相关知识和技能包括图书馆学的科学理论、各种知识和专业技能以及实现知识的各种信息技术。我们正处于信息时代，这个时代要求馆员必须掌握包括计算机的熟练操作、各种软件标准的使用以及新的主流媒体在内的各种应用。图书馆馆员在从事与新时代变革有关的科学研究和服务的同时，还应参与科学研究和管理有关的各种学科知识的学习。

2. 智慧服务能力

智慧化服务提供的综合能力，是指图书馆馆员为图书馆用户提供优质、高效专业服务的综合能力，包括：物联网平台、大数据等新核心技术的认知能力，进一步发展的能力；应用技术能力；信息和最终数据挖掘的突破、创新能力和全面协调技术；沟通协调能力；积极提升自我价值的能力；终身学习的能力。

（二）内在职业素质和能力

1. 智慧职业素质

图书馆馆员一方面要做好基础工作，另一方面要了解用户需求的变化，提供全面、主动的专业服务，积极有效地向用户展示个人素质。

2. 智慧个性特质

图书馆馆员必须坚持遇到众多使用者和问题时，控制自己的情绪状态，并保持良好的服务态度，积极解决困难并总结学习和改进，善于继续创新和探索工作新方法，积极有效地展示其独特的实用价值。

五、智慧图书馆的未来发展方向

智慧不仅可以一代代的传承下去，而且还可以随着时代的变迁取得进一步发展。整个社会的进步发展势必将智慧水平推向更高的层次。如今，中国已进入大产业改革、大突破和创新时代，社会的快速发展对图书馆的智慧能力提出更高的要求。从图书馆基础理论研究成果的方向也可以看出，这是未来社会发展

的一个比较明显的总体趋势,图书馆已经进入了一个巨大变革和创新发展的新时代,突出体现在以下几个方面:

(一)不断提高用户突破性创新和创造力、想象力

当前社会正处于大创新、大突破的时代,我们需要在更高的层面上来提高自己真正的智慧。这也是思维模式具有创新性和突破性,也能记录真实智慧的重要原因。这与人类社会的进步发展密切相关,它是我们人类社会的更高层次,是道德、智力、身体和艺术水平的成功基础。当前,社会各界人士再次意识到,通过突破和创新创造智慧型人才非常重要。如何更好地实现第二次突破创新,培养真正的智慧型高级人才,是我国当前形势下人才建设的任务。从图书馆的角度来看,图书馆工作重心向智慧化服务转变,需要做好各种形式的传统知识重心转移。从原有图书馆的继承和快速传播,到对科学知识的持续有效的深入专业服务,最终推动知识创新的进程,从而最大限度地发挥图书馆的作用,促进社会的进一步发展。在当今社会,如果图书馆不能促进用户的创新和创造力,就不能称其为一个真正的智慧图书馆。

(二)大大提高专业服务效率,积极推动用户的快速持续发展

在社会快速发展的背景下,图书馆专业服务需要发生相应的转变,这是一个需要认真对待和彻底解决的核心问题。图书馆的发展要与社会现实发展同步,才能更好地发挥其作用。积极促进用户快速发展的渠道和重要途径有:①将新的思想观念、新的理论基础、新的方法、新的技术、新的经营经验等新的商业时代的要素融入图书馆服务中,为图书馆的服务创造适宜环境,此为前提条件。②要进一步提高服务内容的自主性,使用户在新时代获得更多的自主性和服务性。③寻找更科学的知识,更简单和有效的方法,努力实现第二次突破。④改变盲目模仿西方国家运作的方式,充分发挥强大优势,为超越而努力。引领新时代的不断发展,以各种方式革新和创新突破计划,并专注于高质量的资源和研究。

(三)为用户创造终身学习的环境条件,提高他们能够终身学习的综合能力

创新是智慧时代最明显的时代特征。在智慧时代,新的知识、创造、发明和技术将会逐步展现,旧知识和技术将继续实现升级并得到相应转化。在知识变

革时代,我们只有通过不断的终身学习,才能适应社会的快速发展。目前,图书馆探索为用户提供更多的小环境和聚集场所,打造学习共享空间、知识共享空间、研究共享空间、创客空间,支持用户学习和创新,努力为用户创造学习环境,实现用户学习知识的最佳效果。

(四)让图书馆不断促进社会发展,使其目标得以快速实现

在当今时代,图书馆已进一步发展为拥有更多用户的第三整体空间。在快速发展的总体趋势下,图书馆应该具有突破传统思维方式的能力,并以更加广阔的胸怀和视野承担越来越多的社会责任。2013年,中国图书馆学会发布了有关图书馆和社会机构发展的最新口号。该口号一再强调,自改革开放以来,图书馆应更多地参与整个社会的快速发展。随着中国综合国力的增强,图书馆发生了翻天覆地的变化。我国的图书馆从小到大,由弱到强,从少到多。各种法律法规的正式颁布,为图书馆事业的持续发展提供了有力保障。因为,促进图书馆的快速发展是现代化图书馆整体发展的必然要求。图书馆要进一步挖掘用户群体的智慧,进一步增强社会需求,不断提升国家文化软实力。

(五)快速促进图书馆的重大变革,以适应时代发展需求

当代图书馆著名学者吴建中在探讨图书馆整体发展中的十个热点问题时,对与改革有关的措施的必要性和紧迫性进行了深刻而系统的论述。如果现在不对图书馆进行全面改革和转型升级,就可能无法适应社会发展的主要趋势,智慧图书馆的建设将成为空中城堡。一般而言,我们可以从以下三个方面促进图书馆的发展:

(1)随着科学方法和技术的不断进步和发展,人们的生活已经获得了一个超越人脑的新大脑皮层——基于各种信息技术实现和智能系统技术的智能系统大脑。智慧图书馆需要面对的关键是,如何在不提高用户的各种知识和能力的前提下,积极引导用户科学地使用标准的双脑,充分发挥双脑的重要功能,通过连接机器,我们可以积极促进前者的整合,提高学习、生活和工作的效率。

(2)提高用户获取全局认知的技术能力。相关信息技术的不断发展,使我们能够在虚拟世界与现实世界之间自由转换。然而,当许多人穿越这两个世界时,

他们往往会感到困惑和混乱。在智慧图书馆时代,用户需要具备全局认知能力。

(3)充分利用先进的核心技术,推进图书馆综合改革,促进图书馆快速持续发展。另外,要避免陷入唯技术主义的困境,即在利用先进技术实现图书馆综合改革的过程中,避免过度追求各种技术,而忽视图书馆的服务质量和发展。

六、近10年国内智慧图书馆领域文献研究分析

关于智慧图书馆,国际上于2003年由芬兰奥卢大学图书馆的艾托拉(Ait - tola)等人提出,他认为智慧图书馆是一种位置感知的移动图书馆服务,它可以帮助用户找到所需图书和相关资料。在我国,2010年华侨大学厦门校区图书馆严栋探讨了物联网的定义、特点,提出了智慧图书馆的概念、特征,并就智慧图书馆的基本要求、发展阶段和构建过程中的关键问题进行了阐述。该篇文献被引用次数达400次。也正是从2010年以后,我国图书馆界真正开始了"智慧图书馆"的研究和实践。

(一)数据的来源与检索策略

1. 数据来源

中国学术期刊数据库(CNKI),中国生物医学文献数据库(CBM),万方数据库。

2. 检索策略

通过中国知网专业检索方式,逻辑关系式:SU=('智慧化服务'+'智慧馆员'+'智慧服务')＊图书馆 OR SU='智慧图书馆' OR SU='图书馆智慧化' OR SU='智慧型图书馆'(检索日期:2020年4月01日)。中国学术期刊数据库(CNKI)、中国生物医学文献数据库(CBM)、万方数据库以上三种数据库分别检索,检索结果导入DDA工具,清理,剔除无意义和与主题不相关的文献,最后获得与主题相关期刊文献2 158篇。

(二)分析结果

1. 文献发展规律分析

如图1所示,近10年国内智慧图书馆研究文献发表数量呈现出线性增长。

从增长的数量和趋势来看,足以说明智慧图书馆的研究已经引起了图书馆业界专家学者的足够重视。智慧图书馆的发展前景道路宽广,值得我们进一步深究和探索。(由于2020年数据库收录不全,更新延迟等问题,2020年度的数据不在本节体现。)

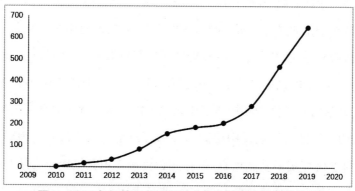

图1　近10年智慧图书馆领域中文文献发表数量趋势图

2. 核心作者分析

(1)核心作者

按照普赖斯方法理论公式,论文的发表量在m篇以上的作者为该领域的最大贡献专家即核心作者。计算公式为m＝0.749(nmax)1/2,nmax为发文量最多(高产)的作者发文篇数。这里我们算出m＝0.749(18)1/2≈6.74,即在智慧图书馆领域中核心作者群体发文篇数在6篇以上。

(2)核心作者合作关系图

图2显示,共有5个团队有发表文章数量为4篇以上的作者,中科院文献情报研究所率先从两个方面论证了智慧图书馆:①初景利和中国科学院大学经济与管理学院段美珍提出了图书馆要从宏观战略上明确方向,从微观策略上重组内部业务环节,重视对馆员新型专业能力和新型服务能力的培养;②图书馆所提供的服务将具有场所泛在化、空间虚拟化、手段智能化、内容知识化、体验满意化等特点。该篇文献得到了国家社会科学基金项目"新型出版模式对学术图书馆的影响研究"的成果的支持。第二团队是上海交通大学图书馆陈进、施晓华,指出通过"资源、技术、服务、馆员和用户"五要素的协同,　可以实现感知化、按需

提供的服务体系建设。第三个团队是曲阜大学的董同强、马秀峰,提出了服务于一流学科建设的高校图书馆智慧型学科服务平台的构建原则与总体架构以及基于"互联网+"视阈下的智慧图书馆用户服务研究,该项内容同时得到了国家社会科学基金项目"面向知识流分析的中文文本主题生成模型构建及应用研究"、山东省社会科学规划研究项目"网络环境下图书馆知识共享策略研究与实践"的支持。第四个团队是南京大学的沈奎林、邵波等作者,提出了一种基于RFID技术的图书清册机器人,开发了一种智能图书库存机器人,基于此技术开展图书馆智慧服务,具有良好的应用效果。第五合作团队是矿业大学图书馆王静、宋迎法,提出了算法时代智慧图书馆协同治理的智能技术融合机制研究。同时,构建基于SFIC的智慧图书馆建设中协同治理综合模型。该项目同时得到了教育部人文社会科学研究规划基金项目"机构知识资源知识关联揭示方法与关键问题研究"、江苏省教育厅高校哲学社会科学研究基金重点项目"江苏高校智库人才队伍建设研究——以网络知识计量分析人才队伍建设为例"基金支持。

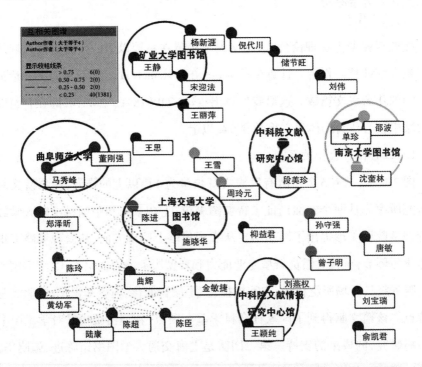

图2　发文大于等于4篇文献的作者合作分析

以上团队建设研究,基于本机构较多,跨机构之间的合作交流也很明显,比如广东农工商职业技术学院图书馆的黄辉与曲阜师范大学图书馆的马秀峰、浙大与上海交通大学等。这种交流与合作,促进了智慧图书馆的发展。

3. 高频关键词聚类分析

参照近10年的文献发表数量趋势图,按照发展历程的增长点或是拐点可将智慧图书馆的发展划分为以下三个阶段:

2010—2013年:从图3中可以看出智慧图书馆处于萌芽状态,提到了三个方面:图书馆建筑、建筑物等内容;服务理念逐步向知识服务、智慧服务转变;信息技术的应用,如云计算、RFID的应用。

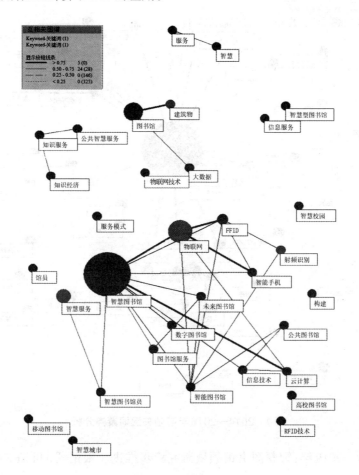

图3　2010—2013年高频关键词聚类分析

2014—2016年：国内开展智慧图书馆领域的研究，文献的研究范围不断扩展，主要集中在四个方面：①智慧图书馆的智能建设不断得到业界专家的重视；②图书馆重视信息技术的应用，主要是基于RFID技术、物联网技术、云计算、感知技术、本体技术等技术；③图书馆重视馆员的培养与素养的提升，培养馆员的服务意识及能力；④图书馆馆员以用户至上的服务理念，体现了以人为本的知识服务、智慧服务、个性服务的研究，注重用户的情景感知服务。(见图4)

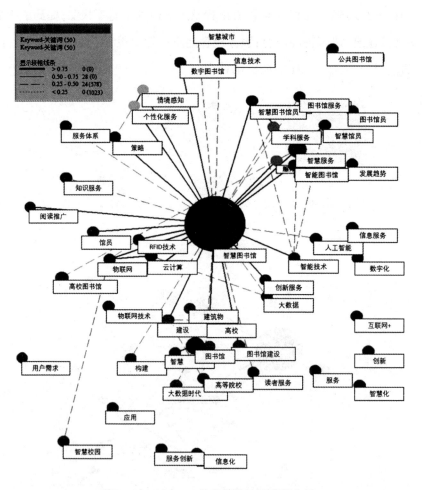

图4　2014—2016年高频关键词聚类分析

2017—2019年：智慧图书馆领域研究稳步推进。根据图5可知文献研究主要集中在四个方面：①空间建设更加注重空间再造和智慧空间的建设；②图书馆不断应用新智能技术,不断更新进步,如引入5G、区块链、人工智能、用户画像;③图书馆的服务体系,重视学科服务、智慧服务、知识服务、个性服务及面向双一流学科重点等服务研究;④高职院校注重阅读推广研究。

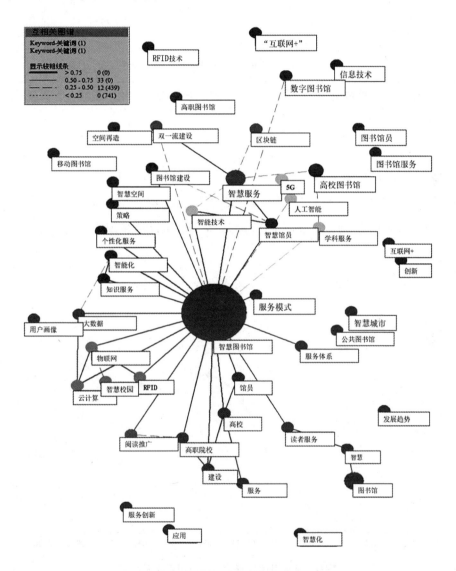

图5 2017—2019年高频关键词聚类分析

4.高被引文献分析

高被引文献在最大程度上能够客观地反映出该领域中重要的研究方向和成

果,选取篇均被引频次大于80的文献15篇。15篇高被引用文献刊文涉及10本杂志,杂志均被北大核心期刊收录。

(1)高被引文献指标分析

见下表。

表1　高被引文献指标分析表

文献数	总被引数	总下载数	篇均被引数	篇均下载数	下载被引比
15	2 668	73 223	177.87	4 881.53	27.44

从指标分析(表1)可以看出文献具有很高的引用率和利用率,总被引用文献2 668篇,篇均被引是177.87篇,下载被引比是26.81。15篇文献有6篇作者来自上海。说明上海地区智慧图书馆领域发展建设及重视情况要领先于我国其他地区。

(2)高被引用文献的文献与引证文献趋势(见图6)

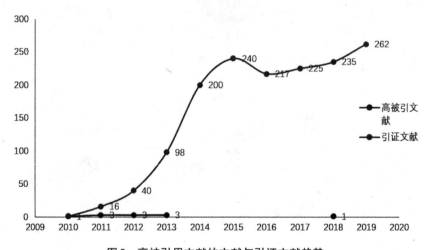

图6　高被引用文献的文献与引证文献趋势

由图6可知,高被引用文献的文献与引证文献趋势中,符合普莱斯指数增长规律,即文献在发表后的第二年,被引用的频次达到高峰。呈现出持续增加,说明该领域的研究属于新领域新学科,值得我们探索和研究。

（3）高被引文献

15篇高被引文献（表2）内容覆盖了理论研究、技术研究以及新技术对图书馆馆员服务观念的转变及图书馆转型服务的研究。

王世伟作为该领域发文的最大贡献者之一,于2011年发文论述了智慧图书馆的核心要素、主要特征、本质及重要意义;2012年的一篇文献再次论述了智慧图书馆,文中提出下述观点:馆与馆、网与网、库与库、人与物的广泛互联,三网、跨界、新旧和多样融合的融合共享。同年发表了智慧图书馆三大特点的认识和概况,他认为图书馆应该互联、高效、便利。除此外,还有以下六方面的研究:第一方面,智慧图书馆的概念定义的研究。第二方面,作者首次提出了智慧图书馆的新模式研究。第三方面,作者首次提出了智慧图书馆的特点:①具有全面感知、立体互联、共享协同的互联的图书馆;②具有节能低碳、灵敏便捷、整合集群的高效的图书馆;③具有无线泛在、就近一体、个性互动的便利的图书馆。第四方面,针对新时代图书馆如何应对"互联网+"、物联网带来的挑战,提出了图书馆新的应对方法、实施原则及其创新发展的对策建议。第五方面,信息技术在智慧图书馆中的应用,以RFID技术、SoLoMo为实践应用。第六方面,新时代下智慧图书馆的转型服务,面向个性化、智慧化转变。

表2　高被引文献列表

序号	题名	作者单位	作者	期刊	年	被引	下载
1	基于物联网的智慧图书馆	华侨大学厦门校区图书馆	严栋	图书馆学刊	2010	400	4 220
2	未来图书馆的新模式——智慧图书馆	上海社会科学院信息研究所	王世伟	图书馆建设	2011	392	8 084
3	论智慧图书馆的三大特点	上海社科院信息研究所	王世伟	中国图书馆学报	2012	369	16 146
4	智慧图书馆的定义、设计以及实现	北京邮电大学图书馆	董晓霞	现代图书情报技术	2011	216	4 365

续表

序号	题名	作者单位	作者	期刊	年	被引	下载
5	智慧图书馆及其服务模式的构建	内蒙古农业大学图书馆	乌 恩	情报资料工作	2012	211	4 156
6	当图书馆遇上"互联网"	桂林理工大学图书馆	张兴旺	图书与情报	2015	160	8 571
7	大数据时代下图书馆的挑战及其应对策略	合肥工业大学图书馆	朱静薇	现代情报	2013	148	4 664
8	物联网在智慧校园中的应用	江南大学信息化教育研究所	严大虎	现代教育技术	2011	131	3 557
9	再论智慧图书馆	上海社会科学院信息研究所	王世伟	图书馆杂志	2012	119	3 831
10	智慧城市、智慧图书馆与智慧图书馆员	上海图书馆	陈旭炎	图书馆真正	2013	114	4 305
11	智慧图书馆的构建之道——浅谈高校图书馆RFID技术应用新思路	上海交通大学图书馆	陈嘉懿	大学图书馆学报	2013	107	5 840
12	智慧图书馆探析	河北大学图书馆	刘丽斌	图书馆检索	2013	98	2 682
13	物联网环境下智慧图书馆的特点、发展现状及前景展望	曲靖师范学院图书馆	韩 丽	现代情报	2012	98	2 236
14	SoLoMo与智慧图书馆	上海对外贸易学院图书馆	谢 蓉	大学图书馆学报	2012	94	2 236
15	基于大数据的图书馆个性化智慧服务体系构建	兰州商学院网络中心	陈 臣	情报资料工作	2013	87	2 753

5. 会议文献分析

会议文献在一定程度上反映了国际上或某个国家某些专业研究的水平动向,是情报交流的重要渠道,是重要的文献情报源之一。在近十多年的研究发展中,优选相关会议文献16篇作分析。

表3　会议论文列表

序号	题名	作者	作者单位	论文集	年
1	构建高校图书馆的智慧服务平台	李彩霞	潍坊学院	2019年4月建筑科技与管理学术交流会论文集	2019
2	高职院校智慧图书馆建设初探	郭剑珩	郑州铁路职业技术学院图书馆	2018年教师教育能力建设研究专题研讨会论文集	2018
3	浅谈互联网+时代中小型图书馆转型与创新——以南京博物院图书馆为例	张立红	南京博物院	中小型公共图书馆的服务与创新论文集	2018
4	基于智慧图书馆运行与发展策略的思考	白小燕	景德镇市图书馆	中小型公共图书馆的服务与创新论文集	2018
5	智慧图书馆公共文化服务平台建设研究——以茂名市图书馆RFID项目建设为例	郑小红	广东茂名市图书馆	"决策论坛——创新思维与领导决策学术研讨会"论文集	2017
6	智慧校园平台下的图书馆学科服务创新模式分析	李　航	闽江学院	智能城市与信息化建设国际学术交流研讨会论文集	2016
7	从数字图书馆到数据图书馆:Living Knowledge与云智慧的实践启示	孙晓菲	浙江大学图书馆	中国图书馆学会年会论文集	2016
8	新环境下图书馆员的能力提升	冯国权	四川攀枝花市委党校图书馆	中国西部公共图书馆联合会第二届年会暨学术讨论会会议论文集	2015
9	云计算与物联网技术的大数据在图书馆中的应用	李　杨	开封市图书馆	全国中小型公共图书馆联合会2015年研讨会会议论文集	2015
10	医学图书馆智慧服务模式探讨	尚　武	武汉大学人民医院	中华医学会第21次全国医学信息学术会议	2015
11	互联网+时代对传统图书馆的影响	张　萍	珠海市卫生信息中心	中华医学会第21次全国医学信息学术会议	2015

续表

序号	题名	作者	作者单位	论文集	年
12	学校图书馆的文化育人与只会阅读	杨章玲	桂林经济干校图书馆	广西图书馆学会2014年年会	2015
13	国内智慧图书馆研究述评与思考	刘煦赞	福建省图书馆	中国图书馆学会年会论文集	2014
14	智慧图书馆环境下图书馆员的职业理念与方向	王丽娜	沈阳建筑大学图书馆	第十一届沈阳科学学术年会暨中国汽车产业集聚区发展与合作论坛论文集	2014
15	从智慧地球到智慧图书馆	刘丽斌	河北大学图书馆	华北地区高校图协第26届学术年会	2012
16	物联网在智慧校园中的应用探究	丁林婷	福建师范大学教育学院	全国计算机辅助教育学会	2012

从表3可以看出,会议文献研究集中在2014—2016年,这几年图书馆相关会议较多。如中华医学会、图书馆年会、公共图书馆联合会议等,在会议论文投稿期刊栏目中特设了智慧图书馆领域研究相关内容的收集。

智慧图书馆依托物联网、RFID、传感器、云计算等现代信息技术,实现图书馆设备的智能管理和用户服务的智慧化,以用户为中心,提供全方位的泛在智慧服务。内容涉及到新理念、新思路、新方法:①新理念。探讨了"以人为本"的服务理念,探寻智慧阅读的真谛,提出智慧阅读的方法和技巧;②新思路。探讨了智慧图书馆模式研究;③新方法。云计算、物联网技术等信息技术的应用。

(三)结论

(1)我国智慧图书馆研究始于2010年,基于严栋的《基于物联网的智慧图书馆》一文兴起。此后,年发表文献量呈线性增长模式,按照文献发展的一般规律,即将进入平稳期,这是一个值得持续关注的热点主题。

(2)从作者合作和高被引论文分析看出,智慧图书馆的研究主要集中在上海、南京。智慧图书馆的研究发展已经组成了多个作者合作群并且得到了基金的支持,但规模小。今后若想更好发展必须增强跨区域、跨领域的合作交流,争取更多的基金支持。

（3）从高频关键词聚类分析，图书馆的实践研究从2010年始，在后面10年快速发展。

智慧图书馆的热点研究主要集中在：①图书馆的空间建设注重用户体验，实现了虚拟仿真实验室、创客空间、智慧教育空间。②信息技术在图书馆的应用，从而实现对图书馆智慧化管理及为用户提供个性化智慧服务上。这些信息技术主要是指大数据、物联网、RFID、紫蜂协议（ZigBee）、云计算技术、人工智能、移动增强现实（VR／AR）等技术；智能书架利用高频ISO／IEC RFID技术实现在架图书识别，可实现馆藏图书监控、清点、图书查询定位、错架统计等功能。③服务思维和服务模式有了新的转变，实现用户至上的理念，形成用户需求驱动的个性化定制服务、服务创新及智慧服务等模式。④注重馆员的信息素养提升，熟练掌握现代化信息技术及智能设备的使用，结合新技术设备开展智慧知识服务。

（4）高被引文献引领着智慧图书馆领域的热点研究。从趋势分析可以看出，智慧图书馆将会是持续热点关注的话题，刊载高被引文献的期刊值得我们关注。

（5）会议文献涉及较少，较多文献以实践例子研究为基础。注重信息技术在图书馆的应用、馆员的素养培训提升以及服务模式的探讨。

结合分析可以得到结论：智慧图书馆研究的是"以人为本的服务理念，注重人的体验和感知服务"，借助智能技术在图书馆不断尝试的应用。

从智慧图书馆的概念来看，是在智能图书馆基础上进行升级的管理，是馆员利用智能设备加大人为管理服务；从图书馆形态变化过程看，智慧图书馆是基于智能技术，通过信息技术结合用户需求驱动及知识服务，实现"智能+智慧服务"；从智慧图书馆的属性看，智慧图书馆秉承人与物的互联互通，以用户需求为本，高素质馆员结合智能技术构成智慧服务和智慧管理，满足用户知识需求。

第 三 章

智慧图书馆建设

一、智慧图书馆建设的有利条件

(一)5G技术与智慧图书馆建设

1. 5G环境下图书馆的新发展

(1)信息资源展现为多种新形势

在当今全面数字化升级的时代,5G技术将推动数字化高品质资源的高速发展。同时构建高速的信息通道,为数字化生产要素和产品的流通提供保障,积极建设充满数字技术创新生态的新数字时代。在5G核心技术的催化作用下,出版业作为文化产业的关键一环将产生新形式、焕发新活力。各种衍生文献信息资源以崭新的面貌展现在人们面前,这主要依靠5G及虚拟现实(VR)、增强现实(AR)、8K视频等技术的发展,不仅促进了语音对话,数字化时代的信息内容和资源,如档案、图片资料、独特的设计图纸、临床医学彩色图像等,都突破了其本身的局限性,产生了新形式。5G地图各终端的高速数据传输,将优质资源实现快速传输负载,产生内容主题更加丰富的多种VR／AR数字阅读产品。

(2)数字阅读迎来新发展

全媒体背景下,传统的文本阅读已经不再是主流的阅读方式,有声阅读、可视化阅读等给用户提供了更加丰富的阅读体验。而5G技术的崛起与发展势必使新型的阅读方式获得更大程度的优化,在提供更多服务的同时,使用户的阅读体验和互动感更好,数字化阅读将是各种感官体验的整合。各种技术系统的应用,为用户提供一个完整的沉浸式阅读体验。随着5G的发展,将生产出越来越重要的大型数字文本阅读载体。出版社高质量印刷资源的比例将逐渐降低,电子书将越来越受欢迎。随着数字阅读内容的丰富和质量的大幅提高,读者会更多地从事在线阅读或学习活动。

(3)资源存储发生大变革

互联网的产生是信息存储、数据交换和人类行为信息交换领域的第二次重大变革。5G的应用将使社会进入全面智能化的互联网时代,大数据、智能载体、移动互联网将会逐步集成、融合。因此,图书馆高质量的资源存储数据必须有足够的物理空间。首先,物理资源的存储趋于智能化、系统化和虚拟化。在基于自动化仓储系统(ASRS)技术的应用中,越来越多的图书馆将建设智能化的高密度图书馆,并努力实现相关文献高质量资源的智能化和系统化存储。其次,高质量大数字资源的内部存储越来越远,越来越集成。中国移动的云计算方法是解决5G映射问题的第二个技术实现,可以解决数字高质量资源云存储和云备份问题。其全面和创新的IT质量资源交付日期以及在各种模式下的使用奠定了数字信息服务保存和迁移的技术基础。未来,图书馆可以利用托管的基础设施,弹性存储和计算能力,实现短距离存储和高质量数字资源的综合管理。

(4)更好的信息传播系统

5G的技术、标准,带动了信息传播的发展,使其网络、终端、组织和内容进入新的发展阶段,提升了图书馆跨时空、跨渠道进行信息传播的能力,对其系统的发展产生了深远的影响。首先,5G可以打造超级门户和平台,并形成符合图书馆信息传输终端和网络特征的信息,突破由于元数据格式不统一、设备参数不一致等因素导致的信息资源及其系统平台之间的沟通障碍。其次,解决了图书馆无法传输所有内容的问题。5G网络的传输容量得到了极大的提高,可以一直传输各种信息资源,为发展超级视频提供了可能。最后,数据将成为图书馆信息传播的基础。5G的增强型移动宽带和大规模机器通信应用场景,使图书馆信息传播的核心资源从文献信息的内容、渠道转变为数据,而数据易于传播的特点,使得图书馆文献资源的大规模智能传播成为可能。

(5)专业服务方式新的重大变化

5G时代的到来,进一步推动人工智能和物联网等高新技术的发展,其在图书馆中的应用,将有助于智慧图书馆的转型和智慧服务的实现,具体表现在:

①提供自助导航服务。在大厅、前台和其他关键位置普及、布置智能服务机器人,可以加强图书馆提供的前端服务,更高效的引导用户初步了解图书馆的规划布局,通过数据搜索获取全面优质的资源,通过自助服务顺利完成日常的信息咨询,实现线上线下的准确高效连接。

②提供免费借阅专业服务。在建立智能书架的基础上,机器人可以手动识别图书,准确、清晰地定位和装载预科图书。5G互联的基本功能强化了图书馆寄送、订购等远程借阅服务。

③提供知识关键词搜索结果更加全面的服务。每个库可以自动形成两个混合的异构数据环境供更多的用户使用。提供功能齐全的软件和系统、方便实用的知识、关键字检索相关数据库和其他可用服务。

④提供的参考服务是实时数据。5G和网络扩展了与人和自动化机器的通信能力,M2M(Mobile-to-Mobile)模式下的数字相位数据在线咨询系统中更具智能性和交互性。

⑤相关信息的内容被准确地推送。5G各种终端设备可以规范个性化定制应用,如将它应用到微信中,可以使图书馆完成的更加主动、智能、及时、准确的图文和其他形式信息的分发和推荐服务。

2.5G环境下的智慧图书馆应该如何进行建设

(1)设计响应式的图书馆新网站

"互联网+"环境下,读者访问图书馆网站、获取信息服务的渠道得到了拓展,不再受限于电脑客户端。但是,由于网络速度受限,我国大多数图书馆尝试减少过多的封面图片和小册子,以实现重要的初始化速度。但是,它可能存在诸如兼容性差和用户的体验不佳等问题。5G网络是互联网的主要形式,网络的峰值速度超过了每秒10G,并且网站的建设进入了一个新的阶段。以实时动态打开主动响应式网站将是图书馆网站建设发展的新目标。主动响应网站的优点包括:网站可以被任意的浏览器工具兼容,支持多终端呼叫,可以实现统一的日常管理,当用户访问其网页时,网站可以自动识别终端装置的屏幕大小,并根据屏幕自动调整页面中的字号和图片尺寸。此外,网站还可以感应并区分终端设备的方向,并自动调整页面的方向。换句话说,无论读者使用终端设备的智能程度如何,都可以访问图书馆。响应式的图书馆网站,完全可以满足用户对信息资源的检索、浏览、原文获取的需要。

5G高网速为图书馆带来了机遇,图书馆网站不能停留在静态和动态低宽带速率粗放经营的现状。图书馆的工程人员可以独立开发一个适合本单位的有吸引力的网页,并为所有设备提供完整、可访问的代码实现库,具有统一、标准化的访问内容。诉求类网站的设计要注重提升用户体验,让所有普通用户都能方便地与图书馆平台网站进行沟通和互动。第一,组合多种元素,丰富用户的使用体验,提升用户的参与感。高清图片、背景音乐、动画、页面小游戏等都是可以组合的元素。第二,充分利用AR／VR技术,增加网站的丰富性。网站的各种资源和内容,如扩展与虚拟展厅相关的内容,类似360全景,直接引入AR／VR在线服务教育。第三,凭借其自身的智能化,实现公共阅读器与主机、服务器之间的智能交互,然后利用网络机器人完成答疑服务。

(2)建立智能互联的资源存储体系

虽然在5G环境下,图书馆以智能化运行为主,但其根本仍然蕴含在数据之中。馆藏的数据资源是图书馆开展智慧服务的基础。因此,在智慧图书馆建设过程中,我们要牢牢掌握好馆藏数据资源,只有这样才能做到"懂读者、知运行"。以数据资源的存在形式区分,图书馆的数据资源包括以纸本形式存在的实体资源、以数字形式存储的电子资源、图书馆馆员掌握的知识资源。物联网的不断发展使电子资源的数量剧增的同时,也为图书馆馆员提供了更多的知识资源。但是高质量的纸本资源仍然是图书馆资源建设和发展的基础。为了促进和普及RFID智能系统、5G通信的应用,图书馆应当使用RFID全智能芯片取代传统的磁卡或低射频RFID固定标签,从而为实现图书馆全域的智能互联奠定基础。

完善的纸本资源存储是图书馆智慧服务的基础,电子资源的存储保障也十分重要。大数据环境下,电子资源的增长速度非常迅猛,给图书馆的存储装置带来了巨大压力。因此,需要积极引入云存储技术,它是5G网络创新服务关键技术之一,还是高密度、高质量存储的典范,将带来新的机遇,获取高质量的信息内容资源。图书馆高度的自动调整和第一代系统的构建为用户访问并获取知识提供了基础保障,但数字资源的存储需要借助外部的云计算资源,"学习强国"平台就是云存储应用的典范,具备很重要的参考意义。保存各种类型的资源是一项长期的工作。图书馆可以采用标准的5G模式的云存储。具体而言,借助云存储和云备份的二级核心技术,在本地备份为关键、远程备份为组成部分的基础上,形成一个真正的一主三备的保留方案。在提高数据存储能力的过程中,每所图书馆应加强与当地图书馆联盟的正式合作,增加更多优质资源提供商和云服务提供商,根据当地情况调整措施并节约成本,充分利用成功的托管模式基础架构设备,更灵活的内部存储和各种用于存储高质量数据的计算技术功能。

(3)积极构建以5G为核心的科学知识服务平台

在5G环境中,构建图书馆实践知识服务平台的具体目标是在各种资源和实践知识流的内容上实现跨境集成智能系统,支持五维共生和协同发展。各种知识服务平台出版(系统实现)应整合纸质出版物的高质量资源。知识服务平台应当集资源管理、发现、参考咨询和微服务系统于一体,并且具备云端服务、大容量和灵活的特点。但是,目前存在一种客观现象,各个图书馆的互联网业务都是分开的。在管理工作、服务和效率方面,很难获得所有用户实际需求的实时物理感知。在用户体验方面,很难获得所有用户的实际需求,包括实现社交的重要功能,全面智能的官方账号推送,微信推送服务交付等。各类表现突出的知识提供服务平台的发布,是图书馆高质量发展的枢纽,是优质资源精准对接用户的中转站,是实现优质资源在云端内部存储的中转站与外界的智能互联。我国新一代综合性图书馆日常管理系统的推出,已经成为我们5G时代实用知识发展提供服务的基本平台。

作为一个新型的综合性的知识服务平台,新一代图书馆管理系统必须能够解决业务全流程管理、庞大的知识库、全媒体资源集成管理、智能决策辅助、开放接口(开放数据)、社会整合平台等所有问题。此系统的突出特征是高度开放性和集成性以及各种新技术的广泛应用,它应包括以下基本功能:①适应在云环境下的资源存储和云服务,对各种云资源兼容性强,支持(CN)MARC和Dublin Core标准及更多元数据标准,适应性强;②能够同时管理图书馆中各种纸质资源和数字资源,还能够自动连接图书出版商、供应商、数字资源提供商等系统,在同一编辑模块中自动、高质量地完成资源的选择和管理,这是基本要求;③同大容量知识库与数据系统相结合,并能够集成知识发现平台,实时响应不同环境下用户的各种操作,此为兼容性;④具有全方位的业务流程智能管理功能和强大的内置数据分析功能,对每位用户都有高度的了解,不仅能实现后续的自动跟踪,而且还能提供动态的报表推送功能;⑤提供完整、全开放、有利于系统与提供服务的平台、人工获取系统功能的平台、公共图书馆服务的平台、社会关系的大平台进行整合,从而实现互联互通。

(4)创新用户服务方式与服务内容

全自动提供服务以扩展人机交互。5G将作为辅助机器人交互的小规模整体发展而出现。M2M将以其他形式成为所有智能物联网技术中最常见的应用。互动体验中,一台机器具有更多的智能功能。在此基础上,扩大智能机器人的应用技术范围,满足用户对5G相关专业服务的需求。一种是使用M2M的各种技术来升级原始虚拟图像,可以参考消息咨询系统中的服务以提供其功能和核心技术,以形成人机交互体验模型。可以与多终端系统无缝链接的智能系统应答和提供服务产品表,可以为24小时人工智能机器人提供实时动态和相关的咨询服务。二是充分利用5G智能的核心技术优势,采用多种方法,全面智能发现大数据和最终数据,实现在线智能引导技术,让用户以最快、最优的方式获得高质量的品种、资源、相关信息和实践知识。三是在全智能定位中运用路径导航等五大核心技术,逐步提高资源智能化系统的搜索结果和图书借阅专业服务,努力组织开展各类服务范围内的短距离图书借阅和未来机器人提供服务,提高传统图书馆智能化系统水平。

为更智能的系统创建更智能的服务。近年来,人工智能的发展和中层核心技术的深入学习应用,促使图书馆从被动的相关信息提供服务逐渐转向以摘要信息内容为基础的有针对性的主动提供服务。在建设过程中,要充分利用5G情境触觉的核心技术,实时感知用户,拓展Feed的个性化智能应用推荐。这就需要逐步建立正确的信息内容互动指导体系,方便用户使用规范的图书馆服务。例如:实施交互式智能应用窗口系统和大数据墙显示系统,可以实时获取哪些用户在使用图书馆,哪些资源在被使用;掌握谁使用过哪种资源,哪些类型的资源得到了很好的利用,哪些资源没有得到很好的利用。从而使资源和知识信息准确地传递给图书馆的用户。

提供虚拟与真实结合的全新阅读学习体验。随着5G的不断发展和网络内容的兴起,知识内容将迅速进入感性细节时代。5G网络将大大改善相关设备使用的滞后性,完善用户体验,将虚拟世界阅读和现实世界阅读充分地融合。对于图书馆来说,新媒体的资源让阅读和学习更加精彩,低延迟让虚拟数据的实现更加真实。在图书馆中,必须根据现有用户阅读学习的特殊属性和日常深入阅读的习惯,挖掘现有用户的需求。当工作人员以准确的科学知识提供服务时,必须孵化所有的原创内容,为广大用户提供现实与虚构相结合的新的阅读学习体验。它必须使用声音、光线和图像,整合优质图书、音频播放、馆藏等多种数字优质资源,从多个维度为用户提供全新的可读内容主题;结合人工智能、8K、AR / VR等数字技术,聚焦于阅读内容的完美体验,拓展空间和生活场景数字阅读,将知识和信息以各种形式呈现给不同的用户,使之变得真实生动。

3. 5G在智慧图书馆中的十大应用场景

5G是跨时代的技术,凭借高速的网络和更大的容量,它开启了物联网的时代,并引领信息和通信技术与大数据、云计算和人工智能一起飞跃。智慧图书馆

将是一个主要面向信息、数据和知识的存储、组织和传输的图书馆。新技术与图书馆的业务需求进一步结合,实现以下十种应用场景:

(1)无感借阅

用户在进入图书馆时,可以通过包括人脸识别技术在内的多种认证方法,利用5G高速网络,即时、可靠地完成认证。同时,用户可以访问网络,并与图书馆的智能书架系统、智能座椅系统、门禁系统和各种行为检测器连接,从而使用户可以在图书馆无障碍地取书。系统可以在后台自动处理相关的验证和流通程序,用户可以通过终端自动接收确认信息。

(2)导览导航

用户进入图书馆后,可以通过终端应用程序使用图书馆。室内定位技术实现了室内导航,用户可以使用手机体验图书馆提供的完整设备和5G高顶网络的带宽。用户还可以在移动导航软件系统中使用特殊定制的服务,包括提供虚拟人像在图书馆提供专业指导服务。在该域的其他相关区域中,还可以接收根据实际情况提供的服务的详细介绍、高质量资源和事件的推广,还具有导航地图、信息咨询等功能。

(3)超清全景互动直播

超高清视频采集被认为是5G能够在互联网上实现的三大核心场景之一,它可以广泛应用于图书馆。5G拥有非常好的载波容量。图书馆可进行多点整体定位和各种摄像头,开展大型互动直播平台,开展各种活动和会议讨论,也可采取多种方式拍摄大型实景摄影作品。可实现馆内主题设置的短距离实时动态展示,让用户借助VR设备进行阅读,在体验虚拟网络互动等方面获得完美体验。

(4)智慧书房

智慧书房是在图书馆公共区域提供的专业服务。主题空间还可以使用5G和互联网为个人用户或专业团体提供完整的预订,总体配置基于科学研究以及用户需求。情境主题设置了信息、各种资源和相关设备,并由工作人员提供环境管理服务。物联网技术的实现可以为用户提供更多便捷高效的服务,以获取各种资源,控制交互模式和环境,并为用户提供完整的智能系统以供学习。

（5）智慧场馆

借助各类信息通信网络核心技术,感知、分析各系统在运行中实现的各种重要的信息,满足图书馆的运营模式和服务,开展一系列活动,满足公共领域的各种需求。智慧场馆具有响应能力强、5G高速、低延迟、大连接等特点,还可与图书馆相关业务软件系统和众多智能终端市场的用户实现互联互通,与其他设备的智能化应用自动完成连接,使场馆空间充分实现智能化管理,为用户创造更好的体验。

（6）云课堂

图书馆可以在狭小的物理空间和虚拟世界中举办讲座、会议、基础培训等活动。这些活动可以在三种虚拟现实模式下实时交互。相关教材和ppt课件以VR／AR两种模式呈现,教学过程由自动智能系统自动完成,可保留或正式授权发布。还可以从华为云和网易最近发布的智能应用教育系统功能中引入人工智能教室。高质量的VR／AR业务对传输带宽和时延有很高的要求,提供5G超光纤宽带高速网络传输,可以解决VR／AR互动体验差、终端设备连通性差等问题,快速提升用户的服务体验。

（7）精准推送

智慧图书馆的精准推送服务将通过各种大数据渠道全面分析用户的文本阅读和各种活动,推送内容和服务,并不断创新深度阅读服务的提供。例如,听和评论书籍,多媒体文本阅读等。支持在移动游戏场景中促进阅读内容的开发和发展。随着技术的不断同步升级,丰富的深度阅读体验可能会给用户的各种终端设备提出更高的综合性要求。但是,基于5G技术的数据传输能力很强,并且该系统还可以放在云服务器上进行连续操作,这大大降低了用户设备的进入门槛和综合成本。

（8）机器人服务

随着人工智能技术的发展,越来越多的智能机器人将出现在自助借阅和归还专业服务中。在5G技术中,中高频天线支持图书馆的精密基础定位和高带宽通信。通过毫秒级的低时延等技术将能够实现未来机器人与其他智能应用系统的交互接口和充分协调,图书馆的智能机器人可以有效地为图书馆人员提供智能化应用存储、物流和库存等功能,以及自动信息内容采集设置和预测等功能,并将相关数据完全同步到图书馆。

(9)智能安防监控

智能安防功能包括自动紧急计划、紧急报警和求助、相互链接控制等,它是图书馆智能系统建设基本功能的重要组成部分。视频监控是智能系统安全设备的关键组成部分。5G数据传输速度快,毫秒级延迟低,可以有效提高监控摄像头插播的传输速率,加快反馈结果的重新处理。它还将使智能安防系统实现超远程实时采集、控制及预警,并进一步完善扩大安防视频监控的范围以及获得更多维度的视频监控数据。而且,在5G技术和小型环境的支持下,越来越多的智能检测机器人会出现在智能安防系统中,以承担图书馆区域的安防工作。

(10)区域联盟服务协同

区域图书馆联盟的专业服务合作,将围绕优质资源定位、其他资源的大规模采购、短距离活动的联动、良好的互动直播内容、平台之间的互借等方面进行。区域联盟的突出特点就是可以满足不同地区各类设备的基本定位、维护和控制要求。

(二)人工智能与智慧图书馆建设

1.人工智能发展在智慧图书馆规划建设中的应用

(1)人工智能引发图书馆信息资源重塑

人工智能在智慧图书馆的建设中发挥着越来越多的作用。首先,人工智能技术大大增加了图书馆馆藏资源的数量。其次,使图书馆资源更加智能化。传统图书馆的主要收藏资源为纸质资源,而在人工智能技术的影响下发展起来的智慧图书馆则聚集了智能感知、智能收藏和智能管理技术。智慧图书馆不仅可以为用户提供更丰富的馆藏资源,还可以通过智能信息采集系统对用户数据进行分析,通过数据分析更好地了解用户的需求和习惯,从而进一步提高图书馆资源的整合和重塑能力。

(2)人工智能导致图书馆人力资源结构的重塑

智慧图书馆的建设与运营将导致图书馆人力资源结构的重塑。人工智能给各个行业带来了良好的发展机遇和新的挑战。人工智能的快速发展,显然要求图书馆工作人员提高各种知识和技能,提高其综合素质。在这个时代,科学和技术的飞速发展使图书馆的相关知识更新速度加快。另一方面,引进的新型智能应用设备要求图书馆相关人员学习掌握其操作技能,促进图书馆相关人员综合素质的提高,成为新时代的专家。

(3)人工智能引发图书馆服务项目重塑

在基础服务项目建设方面,人工智能技术在智能系统的快速识别、智能系统的直接处理和智能系统服务提供等方面对图书馆服务的新项目产生了很大的影响。目前,图书馆主要功能通过物联网服务技术、顶级互联网技术和大数据技术开发等一系列技术实现。再过几年,人工智能在智慧图书馆中的应用将得到进一步发展,机器智能将得到进一步推广。如今,上海有的学校图书馆已采用了人工智能技术,并通过可视化,将传统图书馆建设成新颖的智慧阅读图书馆,为用户提供更好的体验。

2.人工智能驱动下智慧图书馆的发展趋势

(1)数据资源智能感知处理

图书馆在高级别的物联网核心技术的支持下,将微芯片嵌入到藏书中,与智能传感器相关的设备可以实现对纸质书本资源的全面智能管理。这项技术不仅为馆员提供了一种更全面、更方便的方式来管理纸质资源,还使管理人员能够了解每本书的状态,并清楚地显示图书是在货架上还是已被借出。用户还可以登录到移动终端设备,查询每日信息和各种书籍或资源的借阅条件。另外,人工智能系统的各种设备还可以深入分析用户的偏好,从而向用户推荐一些个性化和高质量的资源。这种智能应用还可以帮助图书馆建立相关数据库,并实现对图书馆服务的全面控制。

(2)智慧化管理服务模式

图书馆管理模式的软件系统还可以利用智能传感器相关设备和互联网系统的各种技术来实现信息内容的快速传输,掌握更多的用户状态和高质量的资源状态。因此,它可以提高图书馆外其他信息交换的频率,并最大化相关信息共享知识的效率。更多用户可以通过使用图书馆的智能系统设备和顶部的其他终端访问图书馆的在线系统,以获取图书馆提供的智能服务。需要注意的是,图书馆在提供更多资源的同时,应注意保护现有用户的隐私。只有做好用户信息的保护工作,才能解除用户的后顾之忧,使用户放心享受智能服务带来的便利。这是智慧图书馆赢得用户支持和认可的唯一途径。

(3)特色资源建设与服务方式

人工智能技术为图书馆各种资源的规划和建设以及图书馆综合数据收集提供了一种更有效、更便捷的方式,促进了图书馆三大服务交付模式的不断创新和进一步发展。到目前为止,一些图书馆在智慧图书馆的建设中已经采用了现代科技智能应用技术,可以为用户提供更智能的语音信息特殊提醒、高质量资源的收集、手机导航等许多服务。一些图书馆建立了数据分析中心,试图实现对各种信息资源和更多用户数据的全面深入挖掘,从另一个角度获取具有市场价值的各种信息,利用大量相关信息更好地为现有用户服务。这些专业服务包括所有智能在线相关咨询、时间技术查新和系统自动数据库检索。如清华大学图书馆推出的智能服务机器人,为用户提供全面、独立的咨询服务,可以真正实现辅助机器人交互的形式。

二、智慧图书馆的形象描述

(一)智慧图书馆的本质属性

1.收藏与传承的属性

收藏与传承是图书馆的本质属性与社会属性。图书馆是一个受到政府部门管理的文化机构,它需要承担履行相应社会职责和义务。社会机构是社会环境中的基础设施,构成了保证社会经济活动正常进行的公共服务系统,为社会生产和人民生活提供公共服务。作为社会环境中信息基础设施的图书馆,自然肩负着一定的社会责任。

图书馆所承担的社会责任不同于社会职能。吴晞认为图书馆的本质是人文历史主义。目前,它是科学技术的自然产物。图书馆的历史使命和责任,就是保存人类文化遗产,延续人类文明。图书馆的社会责任是传播科学理论和丰富群众文化生活。

从最原始的结绳记事到文字出现后的文献记载,再到照相和录音录像设备出现后的声像记录,都反映了人类社会的历史进程。然而,这些承载了人类光辉记忆的记录,却每天都在天灾或人为等因素的影响下流逝。这就是人类遇到的问题。社会记忆中凝练着一个民族的文化,蕴含着一个民族、一个地区的精神,保护好这些记录也就保住了这个民族的文化特性,有助于在遥远的未来传承这个民族的价值观。因此,社会需要图书馆等机构去保存这些承载了个人乃至民族记忆的记录资料。

与纸质的文献资源相比,数字资源具备存储难度低、占用空间小、保存时间长等优势。因此,利用数字化手段将纸质文献数字化并加以保存,可以更好的实现文献资源保护效果,也有利于各类文献的传承和知识的发展。同时,这也是为了履行图书馆对本馆所购大型文献的优质资源进行本地持续保留的责任。为确保优质资源得到长期保存,图书馆有责任购买优质大型数字文献资源,并购买相关文献和其他资源,所有图书馆都有责任和义务促进资源的持续保存。

智慧图书馆仍然以文献资源的保存作为基本责任,仍然承担着收集一次文献的基本职能,这对智慧图书馆的长久发展具有十分重要而深远的意义。智慧图书馆的文献收藏与保存职能是实现文明传承的基础,可以为新时代社会文明的形成营造良好的氛围。尤其是对数字载体形式的文献而言,智慧图书馆的收藏职能,有助于实现文献资源的区域或全域共享,打破信息孤岛,缩小数字鸿沟,从而助力因信息闭塞和文化水平落后等原因致贫、致困地区的发展。大数据时代,数字载体文献庞大的数据量决定了对其进行收藏是跨部门、跨行业的社会事业。因此,在图书馆智慧化建设过程中,开启数字载体文献收藏事业,还将带动智慧政府、智慧博物馆、智慧档案馆等相关事业及其他相关产业的整体发展,如信息内容产业的发展和区域文化产业的发展,并最终通过有效、迅速地传播科学知识,将科学知识与各行各业联系起来。

在智慧图书馆的建设进程中,数字化数据收集与共建是数据共享的基础。

其收集途径主要包括：对传统纸本文献的数字化，直接购买现行电子文献，爬取并保存博客、微博、网页、社区论坛、微信公众号中的数字文献资源。

2. 服务与技术的热点

智慧图书馆概念的提出是一个渐进的过程，最早提出的是移动图书馆的概念。芬兰奥卢大学的艾托拉（Aittola）于2003年提出：智慧图书馆不受时间和空间的限制；尽管不受时间和空间的限制，但移动图书馆的服务可以感知，本质是服务。陈进强调了我国智慧图书馆服务的概念。他提出：智慧图书馆的最基本功能是服务，图书馆的体系结构由服务平台和服务系统组成。

此外还有学者从技术层面对智慧图书馆进行了界定，认为智慧图书馆是一个技术平台或系统。刘伟等认为：智慧图书馆是图书馆服务平台的三代产品，可以满足图书馆的业务需求和智慧服务。田梅则认为：智慧图书馆是一个具备对数据的主动感知、深度处理、精确分析功能的主动、智能化管理服务平台。

然而技术终究只是工具、方法，单纯的从技术层面界定智慧图书馆的概念，是忽略了其本质的。由相关概念的界定可以清晰的认识到，目前各界对智慧图书馆的本质属性的认识存在较大的争议，需要在全面分析、考量的基础上做出明确的界定。

3. 智慧图书馆的本质构成

人们对智慧图书馆本质的认识情况，决定了对智慧图书馆的概念进行界定时的方向。应当从环境和信息机制两个方面达成对智慧图书馆本质的认知，环境认知建立在社会对文献信息需求的认知水平上，在研究文献中建构和重用信息质量资源；智慧图书馆的信息机制认知则关注图书馆联盟机制，但不仅仅依赖联盟。智慧图书馆关注的并非图书馆联盟平台本身和其下的内容，而是追求其最本质的运作与信息资源融合机制。

智慧图书馆的本质构成涉及泛在化数据、慧识化组织、智能化揭示、多维化架构。一次数据是基础，慧识化组织是精髓，智能化揭示是条件，多维化架构是目标。

网络信息时代的文献数据呈现高度泛在、融合的特点，使图书馆的馆藏形式进一步丰富,形成了文献载体形式上纸质文献与电子、数字并存,文种上图书、期刊、专利、网络资源等俱全,规模上单本与大规模数据库皆备的智慧图书馆馆藏新格局。智慧图书馆坚持以知识性、信息性的一次数据为基本单元的原则,扩大了图书馆馆藏的外延,在传统狭义馆藏的基础上添加了网络传播资源。实现了图书文献与网络数据的融合,使新旧时代的社会记忆融为一体。

数据泛在化影响下的智慧图书馆馆藏结构建设也面临着诸多问题,例如:需要完成原始馆藏文本资源的数字化,作为数字图书馆体系建设的基础。此外,数字文献资源的质量、格式、实现长期保存并保证其持续可用,都是馆藏建设过程中面临的严峻问题,尤其是数字文献资源的质量统一问题,甚至关系到数字化资源延续的根基与信心,亟需解决。

元数据是一种综合性的数据收集场所,它根据实际情况描述并合法地规定了数据情况的显著特征、实际关系和各种操作。在图书馆数字文献元数据的日常管理中,重要的是对高质量数字资源的比例、权重和访问权限进行管理。书籍是学术期刊的基本单位,而不是原始文献。优质资源是基于完整的第三单元数据集成,元数据综合管理模式,按需发布资源。从另一个角度来看,根据用户群体的实际需求,构建知识共享的图书馆防御效能价值,并自主开发专业服务渠道,完善系统建设,将初步建成智慧图书馆。

文献元综合数据管理是一种文档元数据管理,它集成了高质量纸质资源和数字资源,而收集和清理的元数据的碎片管理模式是元数据的重要任务。制作是指将图书馆资源划分为项目、单个项目、单个图像和其他中间单元,并为每个计算出的对象分配标准化和唯一的标记单位。在元数据细粒度管理的基础上,建立统一的元数据标准并赋予其标识,以方便整合馆藏纸质资源和数字资源。图书馆可以根据各项标识精确的定位任意用户的检索记录,并对其进行精确的分析,以此了解用户对馆藏资源的使用情况,从中发现用户的馆藏文献资源使用偏好。根据用户使用偏好,图书馆可以向每个用户个体提供个性化的文献信息资源服务功能。

在图书馆传统业务的基础上融合RFID技术,可以构建支持读者自助服务的管理系统。管理系统由RFID专业管理平台和RFID应用平台构成,图书馆利用RFID专业管理平台完成对图书传统标签的转换、图书书架管理、自动盘点和剔旧,此外还可以有效防止图书的丢失。用户利用RFID应用平台完成图书的信息查询、智能定位、网上预约和自助借还等操作。书架管理与智能定位的实现原理,是超高频RFID技术可以精确存储和识别每一本书在书架上的具体位置。而图书的自动盘点与剔旧等操作,是智能机器人搭载超高频射频识别技术的结果,远高于普通RFID技术的数据读取速度和精度,有利于显著提高图书盘点工作的效率和效果。

多维化架构既是智慧图书馆的组成部分,也是其发展目标,要求智慧图书馆综合实现典藏、整序、组织、揭示、推广、保存、利用、深层次推送等功能。为此,康奈尔大学图书馆与开发商、供应商联合开发了FOLIO系统。它是Future of Li - braries is Open的缩写,即"图书馆的未来是开放的",明确了图书馆的核心理念是"开放"。FOLIO服务平台是一个开源使用的微服务架构,其目的是集结图书馆、开发商和供应商三方的力量,建设一个整体的社区空间。图书馆明确自身需求,并提供专业知识辅助项目开展;开发商凭借其技术优势,承担平台架构和模块功能的具体实现;服务商则为图书馆提供包括高质量资源和大型平台资源的集成以及新流程创建在内的托管和服务。FOLIO使用支持许多用户的传统云架构,所有用户都需要支持完全开放性,跨系统互操作性和最终数据交换。利用该平台系统,可以在实现业务沟通和资源共享。

(二)智慧图书馆的职能实现

结合本质属性和服务内容,可以将智慧图书馆定义为一个集群化文献数据知识性融合、联盟性整合、集约式显示、无缝隙转换、全媒体传播、慧识性获取的图书馆。

1.智慧图书馆职能的三大特征

(1)整合多源、多维、多语言

整合文献资源,主要包括:收集各类载体图书以建立文献知识库群,整理图书馆管理和服务工作中使用的各种技术系统,抓取海量数字资源和网络信息数据并收藏,结合驻地特色与馆藏积累建设特色文献资源库等。各种图书馆和文献收集机构以及自建的文献资源通过数据集成,可以将知识资源的视角从载体扩展到内容、上下文和领域,从而使孤立的文献整合到一起。新时代的智慧图书馆创建的信息环境专注于相关的交流、上下文连接和现场交互。

（2）集群

集群是推动图书馆智慧化转型的有效工具,它最初是指以维持高性能运算为目的互联、紧密集成、分布式协作的计算机。集群的出现,有助于开展跨系统、跨领域、跨区域的文献资源保存,从而在彰显个性的同时,突出联盟价值、拓展共享渠道,最终达到图书馆服务的高度智能、智慧。

（3）协同

协同是一种使分散向集约、异构向统一、自治向分布转变的信息工作机制,也是智慧图书馆应当遵循的基本使命。协同可以促使智慧图书馆的组织形态从宏观跨组织联盟转向微观集群,运作模式由系统间进入系统内,实现内部多主体间的深层运作,从而为智慧图书馆的发展注入强大的活力。

2. 数字文献信息结构化

在智慧图书馆阶段,图书馆信息组织职能的对象由之前单纯的纸质文献资源,拓展到数字文献、网络信息领域。其原理就是通过爬虫等数据抽取手段,采集数字文献和网络文献信息,然后对其进行处理、分析和组织,从而降低信息熵,提高信息有序化度,实现数字文献、网络文献信息的结构化。这是一个揭示智慧图书馆内在本质的过程。

数字文献信息的结构化实现,需要以数据资源的整合为基础。但是目前大量存在的异构和分布式数据,其空间和结构上的差异导致整合工作操作困难。通过抽取文献的内核、外部形态等概念和属性特征,可以构建数字文献领域本体,在语法层面完成对大量个体数据的整合,解决异构和分布式数据的差异。数字文献信息结构化的核心目标是构建知识网络为用户提供服务,在整合阶段建立的数字文献信息领域的本体已经抽取了相应的概念、属性,在此基础上对其进行语义层面的描述,使其产生知识层面的联系,就可以形成基于语义的数字文献知识网络;利用搭建的微服务平台或其他途径,可以分析用户需求和知识用途,为用户提供个性化的智慧知识服务,实现网络中知识内容应用。

3. 数字文献数据融合的核心

大数据情境下,数字文献资源呈现出规模大、多源异构、动态发展、媒体语言平台跨度大等特点。大数据在图书馆的各项业务中发挥着越来越重要的作用,同时其存储、分析等工作也面临着越来越严峻的挑战。利用关联、交叉、融合等措施,提高数据的价值使其最大化,是应对挑战的重要措施。大数据环境下的数据融合是要基于利用多源、多维的理念,实现数据内容层次上的融合。

多源、多维数据是指来源渠道、物质形态和数据结构多样的数据,而不单单是多传感器数据。多源、多维数据融合就是积累这些数据信息,使最终提取的数据以独特、完整、统一的具体标准规范和个性化的应用方法呈现。大数据前提下的多源多方向最终数据相互合并,需要两种类型的综合数据:一种是某个主题上的数据集由不同的用户和不同的网站组成,并且每个都有一个不同的集成网络生成。另一个是具有其他形式(例如音频资源、图形和文本)的相同表现形式的数据,它们可以是结构化、半结构化或非结构化的。而多源、多维数据融合就是实现这两个层面数据的融合,进而提升数字文献数据的价值和竞争力。

实现多源、多维数据的融合,首先需要利用技术手段挖掘网络中海量的信息数据,然后提炼、整合描述其内容、形态和结构的元数据,最后根据统一的元数据标准将其组织成结构化信息。而通过元数据平台开发利用融合后的信息资源,就是构建信息资源的过程。即在多源、多维数据集成理念下,信息资源建设的首要目标是元数据的提取与整合,只有在元数据与数据资源之间建立起稳定的关联,形成一个完整的有机体后,才可以实现数据资源更高效的保存、开发和提供。

4. 数字文献资源治理

目前,数字文献资源治理的主要措施是文献资源整合,整合的对象除了传统的纸质文献资源,还增加了网络信息时代出现的数字文献资源。在整合过程中,综合考量其主客体关系、高新技术与文献结构的协同发展、用户需求或兴趣、国家与主管部门的政策支持力度、人员素质、行业标准规范、组织地域文化差异以及知识产权等方面的问题。

在信息集群理论、协同理论和信息生态学理论等理论概念的综合支持下,通过数字文献治理,可以有效保证数字文献资源整合过程的动态稳定,促使信息资源结构的有序化,以方便用户的使用。

"十三五"规划建议提出:"实施国家大数据战略,推进数据资源开放共享。"大数据时代,社会在迎来更多发展机遇的同时也面临着更艰巨的挑战。在数据为王的情况下,以数据治理理论为准则制定规则或标准,规范并推进数据的结构化和半结构化进程是必需的。例如,能够以二维表结构为基础,构建包含主题、类别、层次等内容的关系型数据库,实现部分数据的结构化。

(三)智慧图书馆资源建设

1. 树立"大馆藏"理念

各种资源是服务提供的基础和重要的决定因素。积极构建现代科技公共区域生活文化服务核心体系,推进优质信息资源建设是图书馆建设的首要因素。从海量资源的综合数据、无处不在的优质资源,用户在信息内容不断变化、同步升级的条件下获取信息的方式等方面,对信息进行分析,传统的以出版图书为基础的图书馆馆藏已不能完全满足用户对信息的潜在需求。图书馆必须为全面发展寻找更广阔的整体空间,进行根本性改革。通过对大数据的探索和综合分析,对有效的最终数据进行汇总,实现馆际图书馆的共同建设和共享,树立"大馆藏"理念。

2. 丰富和多元化的方向明确

在智慧图书馆优质资源规划和建设的两个过程中,要确立传统实物珍藏的主导地位,即纸质资源、专业期刊、数据库中的数据以及科学研究数据,均被作为科研工作的重点来源和信息内容,是建设优质资源的重点内容。树立图书馆馆藏资源共享的以人为本原则,加强传统实物馆藏、科学数据和优质知识共享资源的整合。

3. 制定联盟化策略

与企业结盟是智慧图书馆规划建设的首选。例如,智慧图书馆服务平台4+

1加速了重要核心特殊任务组的推广。该任务组由包括北京大学和中国高等教育文献保障系统(CALIS)在内的4个医院图书馆组成。已经建立了包括资源共享概念的5个联合工作组。

(四)智慧图书馆服务供给的构建

服务是图书馆的基础,是图书馆重要的工作。

1.智慧图书馆服务的战略目标转型规划与建设

当前,图书馆正在从传统图书馆过渡到智慧图书馆,图书馆提供服务理念的转变过程是最关键和核心的一点。面对用户的现阶段和未来的需求,图书馆提供的服务会面临新的变化和新的挑战。在信息技术发展带来的新环境中,我们应提升服务能力,建立一种以满足所有用户潜在需求为核心的新的服务模式。

(1)建立以用户为中心的图书馆

在传统图书馆时代,用户只有进入图书馆才能获得所需信息和服务,图书馆处于综合中心的位置。但是现在图书馆的中心位置已发生改变,从以图书馆为服务中心向以用户为服务中心转变,要求建立一个新型服务模式的图书馆。图书馆的所有工作都应该关注更多的用户,所有用户都是图书馆的服务对象,他们大多是网络用户。在线用户越多,图书馆的影响力就越大,发展空间就越大。

用户的需求是图书馆提供服务的前提。图书馆服务的最终目的是在许多方面适应和满足所有用户的需求。图书馆服务不仅应该能够满足用户的实际需求,而且能够逐渐满足用户的潜在需求,甚至满足超出用户潜在需求的用户需求。

(2)有效构建图书馆网络时代的思维方式和模式

互联网的不断发展对社会生活各个领域都产生了深远的影响,这种巨大的影响需要图书馆适应互联网服务的模式和整体发展需求,并利用互联网来提高图书馆的影响力和服务技术能力,扩大图书馆服务的时空,继续拓展图书馆的专业服务产业,努力建立多种业务模式和互联网阅读图书馆核心服务体系,大大提高专业服务用户的能力,增强用户体验。

(3)积极推动嵌入式学科知识服务

为适应图书馆转型之路进一步发展的需要,应再次设计以向现有用户提供的服务为核心的相关业务的开发,逐步建立不同功能的互联网业务。资源整合是图书馆的核心业务流程,随着图书馆服务的拓展,图书馆服务提供的中心位置延伸到网络,服务内容包括文献的专业服务和信息内容提供的服务。因此,图书馆将提供全面准确的服务,包含科学知识服务、出版服务和咨询服务。

(4)不断优化图书馆服务系统布局

图书馆传统的能力包括强大的获取能力、强大的特定分类能力、强大的书目数据能力、强大的自由流通能力、强大的人人在线咨询能力、全面的图书馆互操作能力、强大的数据库检索能力和新颖性检索能力。在数字化背景下,图书馆必须加快从资源技术能力到综合服务提供能力的整体改进,特别是向新功能和专业服务技术能力的重大转变。

(5)不断培养图书馆馆员的新服务能力

在新的信息环境中,图书馆馆员可以致力于研发工作,以提供更多新功能来服务用户,如:发布服务功能、信息深度分析功能以及智库提供的服务功能。这就需要图书馆馆员具备基于技术研究文献、综合数据、专利技术等进行信息分析和综合的能力,以及基础学科所提供的服务能力。

(6)重新审视图书馆的评价标准

传统图书馆总体评价标准包括财政资金总额、图书馆面积、读者数量、参考信息咨询数量、课程培训的用户数量、研究文献借用数量等。根据智慧图书馆的特点,有必要改变基本的评价标准,逐步改变图书馆的整体战略转型和业务重点的转移,对提供的服务进行直接评价。

传统图书馆重视输入和扩展,而智慧图书馆则强调它们对用户的作用以及有效性。投入和规模并不能反映图书馆和馆员的能力,而将有限的投入转化为巨大的产出(服务和服务效果)是图书馆和图书馆馆员能力、价值和贡献的体现。上海图书馆馆长吴建中认为,图书馆的能力不在于规模,而在于智慧。中山大学图书馆的馆训是:智慧与服务。所谓智慧就是积极发挥图书馆馆员的作用。为用户提供高附加值的知识服务。这应该成为图书馆的新评价标准。知识组织使图书馆实现了从信息服务到知识服务的转变,这是从信息到知识的升华。随着数字化和开放获取的发展,传统的图书馆资源建设功能将转变为知识组织功能。

2. 建立服务能力强的新型图书馆

面对用户的新需求,图书馆应具备提升适应新需求的综合能力,并促进图书馆从资源向专业服务的重大转变。这种渐进的转变包括:从促进高质量资源的建设到领先的科学知识组织,从展厅中的服务提供到嵌入式服务,从在线参考咨询到知识信息咨询,从相关文献的关键词检索到在线咨询,从深入的阅读和普及到各种知识的发现,从信息本身的素质教育到突破和创新个人素质教育,从提供研究文献服务到提供出版和发行服务,从各种文献管理到全面的数据日常管理,从图书馆服务到智囊团专业服务,从人工服务到智能专业服务。

(1)从资源建设到知识组织

移动互联网平台核心技术的广泛应用和知识经济革命时代的到来,推动了以知识组织为基础的图书馆从传统的优质资源建设方式向各种知识辅助组织转变,以及科学的知识管理和各种知识服务的转变。

知识组织是指对知识(隐性知识、显性知识)进行标引、关联、分析、挖掘、揭示等一系列组织活动和过程,即对客观知识的整序过程。知识组织在资源驱动和利用导向的作用下,首先通过知识挖掘、知识发现和知识融合等数据挖掘与融合技术从海量信息中发现潜藏的有用信息元并形成知识库,然后利用定制推送、智能搜索等个性化服务提供给用户,满足其知识需求的知识服务。从流程可见,知识组织是图书馆提供知识服务的前提条件。科学知识组织是对知识形成认知并整合的过程,它以用户知识需求为目标,可以呈现数据、各种信息和研究文献,并实现语义结构的内部关联。科学知识扶助组织是基于相关专业信息服务的专业服务的新概念和新形式。这也是用户在瞬息万变的环境中不断发展和创新的一项服务需求。

(2)从文献检索到信息分析

文献检索是图书馆馆员重要专业能力之一,也是传统图书馆服务工作的重点。但是,网络的出现与搜索引擎的多样化、便捷化,使用户可以独立搜索相关的文献和信息,而无需图书馆馆员充当中介。但是,由于信息混乱,图书馆馆员的分析变得越来越重要。图书馆馆员的综合分析能力已成为图书馆进一步提供专业服务,并提供更高层次的服务的重要途径。图书馆服务通常提供信息深度分析服务。深入的信息分析服务包括主要学科提供的服务、详细的咨询服务、全面的专业数据服务以及智囊服务。

(3)从文献服务到出版服务

在传统的研究和学术交流活动中,图书馆仅起到中介作用。在上游的出版社、杂志社或数据库商发布学术期刊、图书和数据库后,通过采购提供给用户利用,用户使用一些高质量的资源来创建一个新的结果。在数字化的生活环境中,这种模式也发生了显著的变化。有国外报道指出,在数字时代,信息创造与传播中的图书馆、数据商、作者等角色的作用将明显得到充分整合。这意味着创建和有效传播信息内容原本是作者和出版公司的业务,但是现在书籍出版商、图书馆和文章作者可以做到这一点,信息生产者和传播者的作用越来越大。

在数字化和开放存取的大环境下,图书馆在出版领域的地位和作用需要重新界定。它不再是单纯的信息消费者,而是同时开始作为信息的创作者与传播者,承担创作与传播信息内容的职责。根据《图书馆出版工会图书馆总目录(2017年版)》中发布的数据,美、加、英、澳、德等国共计118个机构的图书馆正承担着出版的职能,同时还提供与之相关的附加服务。这意味着图书馆业务向相关行业、领域的扩大和延伸将成为图书馆发展的方向和趋势。

(4)从文献管理到数据管理

图书馆应加强对科学研究和教学综合数据的长期管理,真正使所有用户在接受服务时感受到便利。图书馆的数据管理服务,尤其是科研数据管理,可以保证科研工作数据的完整性和连续性,即使发生科研人员调动的情况,也能确保科研工作的顺利进行。此外,科研数据管理服务还包括为科研人员提供数据管理层面的指导和支持。科研支持机构要求被资助项目数据的准确与透明,全面的科研数据管理服务,也可以保证科研经费来源能够被科研新项目准确、完整地控制。

(5)从馆内服务到嵌入式服务

传统图书馆服务方式为馆内服务,要求用户到馆,否则就无法提供服务。数字时代,信息技术拓展了图书馆服务的辐射范围,越来越多的用户选择利用网络获取图书馆的信息服务,这也导致了近年来部分图书馆到馆率和借阅率的逐年下降,迫使我们从开拓图书馆服务的新角度,以新的方式满足所有用户的新需求。嵌入式服务对图书馆的概念、属性和用户需求进行了重新界定和认识,在图书馆馆员和用户间建立了伙伴关系,颠覆了对图书馆功能认知的"中介论",并在用户与图书馆馆员心中建立了对图书馆科学的新认识。

嵌入式服务突破了图书馆的物理障碍,将所有用户以及学习和深入研究过程整合在一起。在这一过程中,图书馆将充分发挥图书馆馆员的团队优势和信息优势并营造服务优势,与用户的学术研究、基础教学、日常管理等工作需求紧密结合,建立合作关系,以赢得用户的尊重、信任和支持。在图书馆的现状和未来快速发展的形势下,助理研究型馆员的作用并不是体现在图书馆提供的服务上,而是通过将嵌入式服务整合到用户发现过程中。服务的综合能力和理想效果反映了图书馆的服务技术能力和社会影响力。

(6)从阅读推广到知识发现

图书馆在开展阅读推广的基础上,向知识的内容层面渗透是图书馆传递馆藏优质资源的最佳途径。高质量资源在馆藏中所占比例越来越高,其服务质量也越来越高。各种资源的公示、发现、分析和利用将日益成为不可或缺的组成部分。图书馆的服务对象是许多数字机构的各种资源。毫无疑问,知识的发现是重要的亮点,大数据环境推动了知识发现应用范围的扩展,要求图书馆利用知识发现工具激发用户需求,使数字资源的价值和作用得到高效发挥。

(7)从人工服务到智慧服务

如果图书馆要进一步发展,应该解决两个核心问题:是否采用了先进的智能系统和管理模式。例如智能服务系统中的智能人、智能应用程序的获取、所有书籍的特别推荐、智能系统图书检索数据库、智能信息分析等。在智能系统库中,应充分将智能的核心技术与图书馆馆员的智慧相结合。各种智能技术与图书馆结合,对专业服务的要求更高,技术实现后的图书馆优势更加强大,馆员应对图书馆业务和管理需求的智能化能力也就更强,可以更好的解决图书馆相关业务和管理快速发展中存在的问题,如图书馆智能化系统的获取、图书馆的智能化接入等。

(8)从参考咨询到知识咨询

参考咨询服务是以对用户的非被动服务为基础的,图书馆提供各种资源和馆员服务。它不是从用户的需求出发,而是根据用户的问题主动为更多用户提供新的解决方案。参考咨询是一项简单的实践性知识工作,它更集中体现在一种自身技能和实践经验上,但是智力参与劳动的能力非常复杂,各种知识的附加值高,服务的有效性很低。

与图书馆提供的传统的参考咨询服务相比,提供科学知识问题咨询服务(简称咨询服务)有许多不同之处:知识咨询强调用户的潜在需求,为用户提供全方位的服务。知识咨询更注重满足现有用户的相关专业知识和个性化的潜在需求。

为了实现从参考咨询到知识咨询的转变,图书馆必须以用户为中心,并根据现有的用户需求开展新型的相关知识咨询服务。

(9)从图书馆服务到智库服务

智库是一种具备特殊生产知识和思想的组织和专业研究机构,它的研究以公共政策为对象、公共利益为导向、社会责任为准则,是现代领导管理体制中不可缺少的重要组成部分。与其他相关的信息机构一样,图书馆应积极规划和建设智库,充分发挥图书馆信息专业服务的优势,进一步将图书馆的专业服务扩展到智库服务。

三、智慧图书馆的建设路径

(一)加大智慧图书馆资金投入

智慧图书馆的建设需要政府或上级主管部门资金的支持,具体对政府提出了两方面的要求:一是要求政府等主管部门加大对图书馆建设资金的投入,尤其是要有的放矢,在具体分析实际情况的基础上设置专项基金,实行资金分配。二是要求上级政府在预算制定和审批环节为有关智慧图书馆建设的项目适度放宽审核标准。为了保证智慧图书馆规划建设工作的顺利发展,还可以实行共建共享,制定完备的规划方案,给予在智慧图书馆建设阶段提供资金支持的投资者一定的权限,以吸引市场投资者通过开辟的集资通道提供支持,以保证智慧图书馆建设与发展过程中资金充足。此外,图书馆自身也可以在政府资金的支持下开展一些具备营收能力的业务。例如,在使用专项资金建设数字资源的同时,拨出一小部分用于开展线上培训等多种拓展服务,并将从中获取的收益用于智慧图书馆的建设,以推进智慧图书馆的建设进程。如广东南海地区在2019年6月份开设了智慧图书馆服务网络,建立了100家智慧图书馆,增设了"读书驿站建设奖励"内容,对符合条件的地区投放读书驿站且一次性奖励15万元,由此调动了社会资本投入的积极性,既满足了大众阅读需求,又引领各地区转变图书馆建设思路,让智慧图书馆为社会的发展提供重要助力。

(二)制定智慧图书馆建设准则

1. 以人为本

网络环境下,智慧图书馆的服务范围不再局限于一个区域,因此其建设也不应同传统图书馆一般按区域均匀分布,而是应当综合分析各地的自然条件和经济水平,在一定准则的约束下,构建可以最大程度上突出地域优势的智慧图书馆建设体系,让智慧图书馆可以在有规划、有约束、有重点、有特色的前提下建设、发展。"以人为本"是服务行业的共性准则,也是智慧图书馆建设过程中最核心的约束准则,智慧图书馆的建设工作应当时刻体现"以人为本"的价值观,将以用户为核心。为用户提供优质服务作为其建设工作的出发点和落脚点。随着时代的发展,人们的思想及文化需求也日趋多元化。因此,智慧图书馆应当迎合用户的需求变化做出积极的创新改变,构建贯穿其业务流程的"以人为本"的个性化服务机制,让用户在接受智慧服务的过程中获得更好的体验。

2. 多样需求

不同地域、教育程度、年代、职业等背景下的用户需求各不相同,呈现多样化的特点。因此,智慧图书馆在建设过程中需要考虑用户需求的多样性差异,尽力满足多方需求。此外,还应当充分分析所在地的文化、经济等因素,建设有地域特色的智慧图书馆。例如昆明及其周边地区植被物种丰富、历史文化浓郁,当地具有大量关于历史沿革变迁和植物资源的研究。因此,在昆明建设智慧图书馆时,应当做好此类文献的数字化工作,建设特色文献数据库,突出地域特色,在提供学者研究的同时,也满足各地用户的好奇心,使特色资源发挥出实用价值。此外,作为大熊猫最主要栖息地的四川地区、儒家文化起源的山东地区、少林寺驻地的河南地区、侨批文化丰饶的福建广东两地等,几乎每个省份、地域都有极富价值的特色资源等待开发。

3. 长远目标

制定长远目标是一项事业成功的关键,智慧图书馆建设应当在可持续发展原则的指导下,制定长远目标。应当包括两个方面的内容:一是从保持长远发展、满足用户多样化需求的角度出发,积极寻找新技术、新思想并探索其在智慧图书馆领域的应用,保证智慧图书馆的发展动力;二是以提升公民素质为前提,建设动态发展的内部设施和组织架构,以跟上公众要求的变化情况,在智慧图书馆的构成要素之间建立相互作用、相互制约的机制。

4. 优先发展

在信息化时代,智慧图书馆建设有了新方向,在优先发展原则的指导下,以基础设施建设工作为核心,可以为智慧图书馆的职能履行提供强有力的支持保障。此外,物联网技术的蓬勃发展也为感知理念融入智慧图书馆建设提供了可能。在全网覆盖的条件下,利用感知技术可以使图书馆业务的全流程更加人性化,让用户在接受服务的过程中深切体会到智慧化的优势。

(三)智慧图书馆建设的具体路径

1. 空间改造升级

智慧图书馆的空间转型升级是人性化和高效的。智慧图书馆的空间重构应与用户需求相结合,实现"以人为本"的变革。对于空间处理来说,要满足个性化服务的要求,必须从用户的角度出发,才能让用户充分感受到它的优点。与此同时,我们应该科学构建空间环境,完全通过空间集成,提高空间利用效率。在与互联网技术的合作中,空间多样化是智能服务环境的基本要求。它满足了绿色发展的概念,允许每个空间互相协调,使用户能够及时获得所需的资源,并加强制造空间的功能,满足不同用户的需求,感受到智能的价值服务,提高智能资料库管理级别。

2. 资源共享

从以下几个方面着手实现资源共享:第一,实现智慧图书馆的数字化,包括图书资源、期刊资料等,它们在图书馆中占有很大比重,不仅占据一定的空间,而且还给馆藏管理和维护带来了更大的工作量,使得相关人员的工作更为复杂。因此,要实现图书馆的智能化,就需要在图书馆中应用扫描设备等现代技术、设备,实现馆藏文献向信息记录的转变,丰富数据存储,并最终实现所有馆藏资源的保存与利用。

第二,智慧图书馆还必须实现更深层次的资源共享,即传统图书馆模式下的资源共享。图书馆与其他图书馆相互联接,形成一个资源传递与共享的知识体系,加强线上线下两种方式的智能服务系统建设。利用移动终端发挥"微平台"的价值,增强用户的互动感,实现资源共享和及时反馈。还可以用于用户统计、知识传递站、外部信息链接、资源再整合和分析,以及与用户共享分析结果,从而提高用户的阅读效率。

3. 融合传统服务和智慧服务

对图书馆而言,无论是对传统服务还是智能服务的优化,都应将以人为本放在首位。在传统业务的基础上,运用传统的服务模式来实现借阅流通、参考咨询等创新的服务内容和模式,我们应适当拓展人工与智能服务的组合,有效利用新资源、新知识,实现图书馆自身价值,实现数字化服务与图书馆的综合集成,逐步向数字化图书馆、智慧化图书馆发展。

4. 重视知识服务

知识化是智慧图书馆建设重要内容和基本特点。智慧图书馆提供智慧服务,以利用知识为核心,以知识渊博的服务为基础,提供大量纸质书籍、资讯服务和海量数据,但在过程中产生的大量混沌信息会阻碍用户的知识获取,使其逐渐难以满足用户快速增加的知识需求。智慧型图书馆应充分展示知识服务的特性,依靠网络技术,重组信息,创造多元化的知识环境,实现知识网络组织,为用户提供知识服务。其中知识服务主要包括三个方面:一是充分利用语义网络技术来实现各种知识的集成;二是运用数据挖掘、主题分析等方法来分析大量数据;三是建立数据透析和知识图谱,以更好地满足读者的需求。采用多种现代信息采集手段,通过建立互连互通的信息生态系统,使各类数据信息在智能技术的支持下得以整合,使用户随时随地获取信息,不受空间限制。

第 四 章

医改及大数据环境下医院图书馆的发展现状及趋势

随着互联网、物联网技术和移动智能终端的飞速发展,人类已经进入信息社会。信息环境对图书馆的生存和发展产生了很大的影响,尤其是对处于弱势地位的医院图书馆来说。

医疗改革的目标是改善基础医疗体系,实现覆盖所有地区的医疗保障体系。随着医疗改革进程的推进,基层医院的患者人数将增加,大型医院的经济效益可能下降。因此,未来完全依靠医院投资的医院图书馆也可能面临投资减少的情况。作为医院图书馆,只有不断满足用户需求,才能受到关注并不断发展。

一、医改环境下医院图书馆服务现状

(一)管理缺陷

1. 管理者对图书馆价值的认识不足

医院是治疗和护理病人的机构,也兼做健康检查、疾病预防等,是由专业分工的医院职员通过医学检查、检验、治疗等设备提供医疗和患病休养服务的医疗机构。在医院众多职能中，是否设立图书馆和图书馆的规模、投资额显得不那么重要。很多医院管理者没有意识到图书馆的价值，认为图书馆是可有可无的，当医院病房或病床供不应求且需要扩展空间或存在其他业务空间需求时，许多医院管理人员会首先考虑取消图书馆并将其空间挪作他用。这种情况并不少见。因此，我国医院的图书馆诞生以来，就一直存在生存危机，造成这种危机的原因是医院管理者对图书馆的价值认识不足。随着无处不在的信息环境的到来，信息的获取十分方便，使得管理者对医院图书馆的误解进一步加深。

2. 医院图书馆管理服务模式落后

虽然医改正在逐步深化，大数据的思想已经渗透到大型医院图书馆的规划建设中，但大多数医院仍采用传统的人工干预日常管理模式。图书馆的管理者忽视了信息和技术的开发利用，医院图书馆的管理模式滞后，缺乏数字资源的开发。医院图书馆应改革传统的管理服务模式，实现物质资源、人力资源基本配置的优化升级，为医院相关人员提供最优质的服务，为医院的可持续发展提供坚实的基础。

3. 图书馆工作人员能力不足

在医疗改革的背景下，随着智能化建设的深入，医院图书馆工作人员应树立创新观念，转变服务模式，为服务创新做好充分的准备。但实际情况是，医院图书馆工作人员的服务意识薄弱，相关信息服务提供水平低，受到医疗服务生存和进一步发展的严重制约。同时，医院图书馆相对封闭，与其他人员缺乏沟通。图书馆馆员自满，很难获得先进的管理服务技能和实践经验。在提供信息服务方面缺乏足够的经验，其工作思路和方法不先进，持续性专业服务严重不足，制约了医院图书馆的全面优化和持续发展。

4. 图书馆服务培训缺失，阅读推广效果不明显

医院图书馆要定期组织举办系统的培训讲座，组织开展各种阅读推广活动。然而，由于主观认识等重要因素的影响，医院图书馆的培训课程大多无法举办，开展阅读推广活动效果也不明显。

(二)资源匮乏

1. 有限的经费不能满足用户信息需求

由于长期得不到足够的重视,医院对图书馆的经费投入不足。大部分医院图书馆的投入和规模与医院经济效益和规模不成比例。现在超大型或巨型医院不断涌现,但其图书馆规模可能很小或落后。新产品的信息内容不断增加,其价格昂贵,资金不足,可引入相关文献资源非常稀缺,尤其是负责医学、保健等各个层次的教学内容、相关科研成果文献,无法充分满足用户信息需求。随着供需之间的矛盾加剧,医院的用户逐渐远离图书馆而转向网络渠道获取更多信息。

2. 医院图书馆书籍的购买量很少

医院图书馆建设中最基础的工作就是大量采购各类图书资料。为了保证各类图书相关物资采购计划更加科学合理,必须充分发挥监督机制的作用。我国许多医院图书馆对购书量的反馈机制不完善,制约了监管的有效性。监管分为宏观层面和微观层面,在宏观层面,主要包括图书馆管理职能部门开展的地方行政监督和指导;在微观层面上,社会层面是所有图书资料信息采购量实行外部监督管理的模式,包括会计师事务所、财务部门、采购计划部门等。大型医院图书馆各类图书资料的信息采购计划要有严格、规范的处理制度,才能更合理、规范:从批量采购计划开始,编制采购总预算,实施采购数量总预算,顺利完成采购计划,结束自愿采购数量合同,验证和分析采购数量的最终结果。

3. 医学馆藏利用率低且数据库利用率参差不齐

医院图书馆的医学论文种类繁多,涵盖了医学各领域所需的相关文献。然而,随着用户尤其是年轻的用户的日益增多,阅读形式和获取信息方式发生变化,电子书的免费借阅率在逐年提高。此外,医学领域优质资源的更新速度和用户对医学信息的发布和更新的需求,使一些零借书被更新的纸质或电子资源取代,大量纸质资源被浪费。

目前,电子资源建设是图书馆资源建设的重点,用户对其的依赖性也在逐渐增加。据不完全统计,欧美发达地区图书馆电子资源的平均利用率为31.68%,国内重点地区图书馆电子资源平均利用率为23.97%,而对大多数图书馆而言,其电子资源的平均利用率仅为15.09%。除了数据库质量、功能存在问题以及推广力度不足外，图书馆对数据库整合优化的缺失，使用户阅读数据库中的大量数据时，感到眼花缭乱，也是造成电子资源利用率低下问题的主要原因。在这种情况下，用户很难在综合统一的检索平台上通过便捷的方式获取目标文献，这些会明显降低用户体验和满意度的问题，会极大地影响用户对电子文献数据库的利用意愿，增加推广的难度。

(三)设施滞后

1. 缺乏网络开发设备

目前，我国医院图书馆智慧化建设的标准化水平不高，包括计算机在内的设备配置功能不到位。图书馆的管理和服务提供继续沿用着传统方式。

2. 医院图书馆网站建设相对落后

大部分医院的图书馆网站建设都比较陈旧，响应程度不高，缺乏新颖性。医院用户无法利用图书馆网站来搜索和下载所需学术资源。更为糟糕的是无法及时了解有关临床医学创新和突破方面的科学研究成果。网站规划落后，建设老旧，重要载体不足，一线人员最关心的相关研究信息更新缓慢。

3. 资源共享程度低，影响学科服务

目前，大型医院图书馆的各类资源共享程度相对较低，科室之间的信息联系不紧密，造成了以需求为基础的临床研究用户的信息需求与图书馆文献供应之间的不匹配，从而降低了用户对医院图书馆提供服务价值的信任。医院图书馆较低的整体专业服务水平，制约医院图书馆的整体优化和发展。因此，在医改背景下，医院图书馆应在提高自身服务水平的基础上，进一步扩大馆藏规模，针对性地提出新的解决方案，以实现医院图书馆的稳定、优化和升级。

4. 医院图书馆空间刻板沉闷且功能单一

从各种类型医院图书馆的空间重建利用的综合角度来看，总体上仍然存在以下问题：首先，总体布局仍然没有改变；其次，重建后的空间设施简单，功能单一，管理者经验不足，在重建空间后无法真正反映出该地点和服务的价值；最后，管理形式化，空间价值没有得到积极发展，转型前没有充分了解用户的意见和需求,空间建设的方向和功能没有具体体现。

(四)能力不足

1.馆员专业素质和信息素养水平较低,信息服务内容形式单一

影响图书馆生存和发展的另一个核心要素是图书馆馆员。图书馆馆员良好的职业素养,较高的服务意识和较强的创新能力,是图书馆生存的保证。长期以来,由于人们对图书馆馆员的重视程度和理解度不足,图书馆馆员的调配已成为一个严重的问题。主要表现为:图书馆馆员人数少,经常处于不足的状态;来源复杂,医院图书馆通常用作解决人员纠纷和临时安置剩余人员的地方。由于来源复杂,并且不考虑专业背景,专业素质低下,具有专业背景的图书馆馆员在图书馆人员结构中的比例非常低;信息素养水平不高,由于缺乏专业背景和学历低,图书馆馆员的信息素养水平不如用户。基于上述原因,医院图书馆提供的服务通常相对简单,主要集中在纸质书籍和期刊的借阅上,以及少量的电子阅读服务,基本上不涉及检索、引证或查新咨询服务、学科服务、知识服务、决策支持服务等。在当下,传统的单一服务内容和形式的图书馆已无法跟上时代的发展。如果图书馆无法吸引和留住用户,最终将被用户放弃。

2.图书馆专业核心职能不完善,馆员技术能力严重不足

随着大数据和智能时代的到来,传统的图书馆业务工作逐渐被智能设备所取代,传统的图书馆业务所需的人员比例逐渐减少。例如,传统的人工借阅和归还,人工存货和其他业务被诸如自助借阅和归还机、24小时图书归还机、存货车辆和其他智能设备所取代,维护教育、文献检索教学、科技查新、主题服务、主题设置服务、馆藏与引文、知识建设、文化规划和宣传等高级图书馆服务在逐步增加,所需的专业人员也在逐渐增加,每个人都能胜任图书馆职位的情况已经一去不复返了,由于图书馆馆员的供求数量和水平之间存在矛盾,也就是说,图书馆需要具备各种知识服务能力的高层次人才,许多低层次人才只能从事传统的简单业务,这部分人员的剩余是无法消除的。供需之间的激烈矛盾使具有知识服务能力的图书馆馆员只能同时从事多种业务,以维持图书馆的正常运转。无能力提供知识服务的图书馆馆员仍在从事能被智能设备取代的传统业务。如果这

种情况长期持续发展,将会加剧图书馆馆员之间的矛盾,这不利于图书馆发展,导致不能给用户提供更好的知识服务,从而阻碍了医院的发展。

3. 定题服务能力不足

定题服务是指像图书馆这样的文献信息机构根据用户课题研究的实际需要,通过多种渠道、多种方式收集、筛选、整理、归纳、提炼相关课题及文献资料,定期或不定期地为用户提供定题、科学研究、课题结题等连续性信息服务,并协助用户完成科研课题。对此,医院图书馆定题服务主要面向高素质的医学、教学、科研人员。

医院图书馆通过组建具有相关专业背景和一定科研能力的馆员服务队伍,发挥其信息检索优势,为医院医学、教学、科研人员的科研课题提供相应的信息服务、技术支持、工具与软件使用、综述写作等,将医学、教学、科研人员从繁重的文献信息收集等工作中解放出来,从而帮助他们多出成果、出精品成果,成为深受医学、教学、科研人员欢迎的方式。

目前,医院图书馆受到诸如资源状况、图书馆工作人员状况等条件的制约不能广泛地开展有关医学教学与研究的定题服务。

4. 各类医疗信息服务完全封闭,多样化、多种模式建设滞后

现阶段,图书馆除了履行为用户提供资源保障的传统服务职能外,还要积极开展信息服务、空间服务和技术服务。尤其是在图书馆转型发展的重点时期,作为其关键的信息服务必不可少。信息服务有学科服务、数据服务、出版服务、情报服务、移动服务、智库服务、科研支持服务和决策支持服务等形式。自学科馆员的概念提出以来,中国各高校图书馆纷纷开展学科馆员信息服务。清华大学图书馆于1998年首创了保障学科服务的学科馆员制度。董涵等人针对清华大学图书馆数字信息服务内容和流程管理指出了优缺点;吕波则研究了中国美术学院图书馆艺术类馆藏的开发和利用。

雷楚岳等对照美国国立医院图书馆卫生信息服务,提出了我国公立医院图书馆健康信息服务发展的可行性建议;马林研究了中医医院图书馆的健康信息服务模式,提出了长期发展的优化措施。然而,受到专业的限制,具有医学和信

息科学背景的医学图书馆馆员越来越少,开展的服务也多为参考咨询、信息素养教育等基本信息服务,而主题服务、数据服务、决策支持等高级学科服务甚少开展,实用医学信息极少提供,服务模式封闭、单一、深度不足,由现有馆藏和馆员素质而不是用户需求主导,提供的资源内容通常落后于用户的需求。

（五）人才缺乏

1. 图书馆馆员短缺,技术人才供应不足

受到医院的职能的影响,国家对医院的财政支持多体现于医疗层面,且力度不足,其余大部分由医院自筹资金。为了节约人工成本、提高效益,医院管理人员普遍不足,而不受重视的医院图书馆更是处于底层。同时,医院图书馆也受到薪酬、观念等因素的限制,在对图形学、计算机科学等领域人才的招聘竞争中处于下风。因此,医院图书馆馆员的缺乏与人才供给不足问题尤为突出。一人身兼数职的现象非常普遍,不利于员工的职业发展,导致员工的稳定性较弱,进一步激化了人才供求矛盾。

2. 人才队伍建设和管理的制度不够完善

医院图书馆建设的初衷是满足院内工作人员的基本文献资源需求,履行的是最基本的职能。因此,在建设和管理图书馆馆员队伍时缺乏完善的制度和体系,主要表现在:首先,图书馆人才队伍的管理和建设在制度和体系层面存在很多不足,难以更好地建立和管理人才队伍,无法充分发挥人才团队的优势,也对图书馆在工作中的作用造成一定的限制;其次,在发展和管理人才队伍的过程中,很多医院只是从医院层面对图书馆发展的需求出发,缺乏预见性和长远规划,没有拟定完善的馆员队伍培养方向,缺乏相关的制度指导,这也导致长久以来医院图书馆馆员队伍缺乏足够的素质,脱离行业的发展轨道,难以满足医院的长远发展需要。

图书馆服务事业的飞速发展,要求有关馆员队伍建设与管理的制度、规范的系统化调整,使其符合实际情况的需要。主要可以进行如下几方面的调整:一是完善绩效考核、岗位评价等激励机制;二是建立规范化、常态化的各级人才招聘机制;三是实行内部培养、人才选拔、转岗等内部岗位调整机制;四是构建鼓励知识共享、学术研究的科研机制。

3. 在人才队伍建设管理中存在着落后的传统观念

由于院方对医院图书馆的忽视和认识不足,导致目前医院图书馆馆员队伍建设管理落后,严重制约了馆员队伍的建设,主要体现在两个方面:一是认为图书馆只是一个存储文献的数据库,存在的意义是提供资料查询,图书馆工作只是简单的、机械性、重复性的,不存在准入门槛,不需要高学历、高质量的工作人员,在招聘和人才培养方面对图书馆的资源倾斜极少,导致既招不到新生力量,传统馆员的素质也得不到提升,服务质量自然无法提高。二是在推进管理团队建设和管理模式建设过程中,许多医院只注重图书馆的建设,不会科学合理地确定管理人才团队的规划和建设方向,无法满足医院的需求。在智慧时代,医院图书馆也将不再仅仅是一个提供借阅、查询服务的场所,应运而生的学科服务、实用医学信息等智慧服务,将为院内职工的工作、科研提供更强大的助力。因此,完善医院图书馆馆员队伍的建设是必需的。

4. 人才队伍结构与图书馆发展需求不匹配的矛盾

由于医院人才的引进重点是擅长临床医疗或医学科研的拔尖人才,作为行政职能科室的图书馆因其在传统观念中不受重视的特性,常常会成为引进人才配偶安置、科室分流、转岗的目标科室,馆员配备多为被动的。此外,医院也缺乏科学的图书馆人员引进和配置的总体规划,无法根据医院图书馆长远发展的需要组建馆员队伍。在这些因素影响下,目前馆员队伍结构失衡,脱离了图书馆长期发展的需要,其中以专业知识结构单一,学历结构、职称构成不合理的现象最为明显。这些不合理的因素导致出现各种问题。例如,缺乏对图书馆和信息工作的认识和兴趣,主观能动性低;图书馆工作经验不足,缺乏经验丰富的专业领导指导,工作效率低下;知识背景的匮乏使图书馆馆员无法开展高新技术工作,信息服务质量不高。这些问题严重阻碍了医院图书馆的长期快速发展。

(六)医院图书馆在医院信息化管理中的作用

现代医院的发展离不开医院信息化管理。图书馆在医院信息管理中起着举足轻重的作用,它不仅具有重要的文献保存和收集功能,而且在为医务工作者服务中发挥着重要作用。许多医院图书馆的建设和发展相对滞后,它们只是完成图书借阅的基本任务,并没有受到大家的重视。实际上,图书馆是一个综合性部门,负责收集、储存、汇总和传递相关信息。

1. 医务人员可在图书馆系统中检索文献和科研项目

医院信息系统的改进实现了图书馆信息系统与医院信息系统无缝连接。医务人员可随时查阅文献资料和数据信息,实现医院信息的交流。在科研项目和疑似疾病的检索中,可以依靠图书馆管理人员的熟练检索,为医生节省时间。例如,在科研项目的检索中,有大量的信息和专业数据。建立原始文献和研究趋势后,图书馆馆员可以快速搜索有关该主题的相关信息。各部门的医生和护士还可以随时随地在网络终端登录,查看最新的医学成果。

医院图书馆能够实现医院内部资源共享,拓展医务工作者的视野,提高医院信息获取能力,为医院科研向临床经验转化提供支持。

2. 医院图书馆大数据对科研和数据开发的贡献

医院中大量的数据信息是一个巨大的资源,如何开发和利用这些资源来做好医院的下一步工作是一个巨大的挑战。目前,医院信息系统已经覆盖到医院管理的各个方面,如门诊病历信息、医学影像、医疗影像等,在设备管理和财务状况的日常结算和月度积累下,保存了大量的数据和背景信息。这些数据是病人病情发展和治疗的真实数据,使这些数据发挥作用,找出疾病发展的规律和它们之间的关系,以及区域分布等,做好疾病防治工作的部署和预测,并为医院在防病治病方面做好专项科学研究和有效治疗准备措施,以提高医院的防病治病水平,提升医院的整体诊断能力。医院图书馆的数字化进程能够为医院数字化提供完整的医疗资源信息。

3. 医院图书馆为医务人员提供专业的图书分类资源和综合性知识

目前,为了丰富数字资源,医院图书馆通常会提供多种国内外期刊数据库,如:中国医院知识总库、中国生物医学文献数据库、中华医学会数字化期刊、万方数据数字化期刊全文数据库、西文生物医学期刊文献数据库等,以及F1000服务系统和PubMed搜寻系统。为医院教学和科研提供全面的数据支持。医院图书馆不仅是医院的数据源,也是医院信息管理中文献支持的主要来源。

(七)医院图书馆服务理念创新和日常管理的有效措施

1. 树立"以人为本"的管理理念

在加强图书馆服务创新和知识管理的过程中,医院必须始终坚持以人为本的管理理念。一方面,对于医院图书馆的管理,图书馆管理者必须在满足医务人员需求的基础上,充分发挥自己的主观能动性,使医院图书馆能够满医务人员的潜在需求。另一方面,医院图书馆要不断提高图书馆管理人员的综合素质,充分挖掘管理人员的潜力,激发管理人员的积极性和主动性。同时,医院图书馆应根据自身的具体情况和工作人员的能力合理划分图书管理工作,切实执行岗位责任制,使每一位图书馆管理人员都能充分发挥自己的作用。

2. 创新图书馆的日常管理与处理机制

科学有效的图书馆管理机制的核心管理理念是优质服务。医院图书馆只有不断创新和改进服务方式,才能有效地建立和完善图书馆管理机制,促进医院图书馆的发展。做好管理与服务的结合,将提高医院图书馆的服务水平和管理水平。随着信息和网络技术的广泛应用,现代医院图书馆管理模式具有一定的系统性、科学性和服务性。图书馆管理的过程、方法和质量充分体现了信息化的风采。例如,用户可以使用信息技术来实现在线阅读和图书阅读的双重阅读模式;同时,他们还可以使用扩展搜索引擎系统来提高医学文献的利用率。当然,也可以为用户提供个性化的开放式借阅模式,并提供高质量的服务,例如免费访问和帮助咨询。此外,图书馆在满足医院文化建设需要的基础上,还可以根据实际需要定期组织丰富多彩的主题活动,如医学研究报告、学术研讨会、各类教学培训活动等。在这个过程中,不仅可以无形地扩大图书馆的影响力,而且可以在一定程度上提高医院全体员工的能力水平,促进知识管理的进程。

3. 图书馆管理人才培养

在信息网络技术飞速发展的今天,知识信息数据库的建立和图书馆管理工作的创新离不开专业管理人才的支持与配合。由于医院图书馆的图书大多与医学有关,所以图书内容相对专业,学术性较强。因此,图书馆管理者的综合能力在适应信息时代的发展需要的同时,自身也必须具备相关的医学知识,并及时了解和掌握先进的医学理论,从而帮助医务人员从中挑选出最有价值的图书进行阅读和参考,以提高服务能力。除此之外,要树立长远的管理人才培养目标,根据实际需要来加大对图书馆相关管理人员的培养资金投入力度,从而有利于医院打造出一支优秀的,具有专业性、创新性的医院图书管理团队。最后,图书馆管理人员要有极高的自律性,通过积极、主动参与医院定期组织的学习活动来不断提升自己的专业素质,从而进一步实现管理目标。

4. 积极创新管理技术

当社会逐渐发展到知识经济时代时,医院在加强图书馆管理时应积极运用先进技术。例如,在管理医学文献时,管理技术与信息处理技术密不可分。这两种技术不仅有利于读者的深层次知识挖掘,同时也有利于医院有效资源的共享和传播。因此,在医院图书馆管理过程中,医院必须首先积极创新图书馆管理技术,改变传统的和落后的文献服务模式,将医院的文献与现代信息技术很好地结合起来,以提供高质量的服务。加快文献信息的传输速度,提高文献部门信息的利用率,有利于建立有效的医学文献信息共享模式。

5. 建立区域内的资源共享

随着我国科学技术的发展,我国已逐渐进入信息时代。对于医院图书馆管理来说,建立区域资源共享是创新图书馆管理的直接有效途径之一。如今,随着更新速度的加快和医疗信息资源的快速增长,没有一家医院图书馆可以依靠自己的实力来满足许多用户对医疗信息资源的需求。因此,改善这种状况的最有效方法是建立区域资源共享。第一,地域性是建立区域内资源共享的基础,医院图书馆要通过协商与合作来加强与同一地域内,不同医院、图书馆、科研机构以及医学类院校之间沟通与联系,确保医学信息资源的共享与传递,并初步形成一定的规模;第二,医院要与同区域内的各大医院、图书馆以及院校加强医学资源的共享,创建现代化、多元化的服务模式,从而进一步提升图书馆资源信息的利用率,提高医院图书馆的管理水平。

6. 创建具有医学特色的图书馆空间服务模型

医院图书馆是一个综合性的医院相关知识传播中心。医院图书馆应结合医务工作者的学习、工作及生活特点,重塑空间,创建具有医学特色的小空间服务模式,大大提高医院图书馆空间利用率和空间服务水平。

首先,可以设置相关的静态场景,例如设置医疗主题的人文文化墙、医疗青铜雕塑、医疗奖项的海报、医疗成就专栏、医疗地图集绘画等,并使用大屏幕或壁挂式电视展示。打造公共图书馆和图书馆空间中医学的区域文化氛围:建立咖啡厅、聆听区、VR技术体验区和其他休闲娱乐区,以增加用户的舒适度,使用户能感受到强烈的人文关怀。

其次,用户应借助图书馆和综合分析来学习,并为知识的新记录提供综合支持。医院图书馆应充分考虑医院的普通用户或医疗行业的用户的需求,充分利用图书馆中足够的空间,组织并进行医师资格认证考试、学习交流活动的检查、医学案例讨论共享沙龙和医学部门的报告学术项目,交流和交换发表的论文和文献,使用临床医学研究的主要工具和分享经验等,有足够的空间、相关文献、各种资源和人才管理的供给,结合医学领域的突出特点,配置医学和信息科学相关专业馆员,提供相关的服务。

7. 提高基本医疗资源的有效性

针对不同医院图书馆的藏书量已接近饱和、利用率低的问题,在保证医学文献满足医务人员基本需求的基础上,可以适时微调采购资源的策略,逐步建立起较为合理的采购运作机制,并予以实施。例如,根据医务人员选择的专业总体发展的显著特点和流行临床医学论文高质量资源的借用状况,增加流行医学科学论文的各种资源数量,减少利用率不高的纸质文献的数量。历史人文科学和社会科学也是如此。此外,作为一个医学专业图书馆,负责为人民健康和公共卫生不断培养高层次医学科学人才,它有大量有关医疗预防和保健的书籍。

图书馆资源质量水平和基本结构直接影响到图书馆各种信息的公开服务提供。考虑到临床用户阅读的实用性和用户的立体化阅读,医院图书馆数字化资源的整体结构需要从以下五个方面进行优化:一是加大为临床医生购买循证医学相关数据库和处理信息的详细分析工具软件,为临床医生的重要决策和科学研究提供更多的文献支持。二是加强当前优质临床医学资源的全面整合和披露,利用主学科作为单位比较和组织与各种资源有关的内容,为相关基础学科的用户提供全面的便利。在科研核心领域,进一步扩大各种资源的利用,或改善相关数据库,特别是在外语相关数据库中对元集成数据的深度挖掘和集成。例如,美国国家图书馆将在语义上构造数据库系统,以支持医学领域中人类生命科学研究。三是与各科室主任配合,进一步加强医院优质资源的建设,在医院独特的医学数据库中产生各种数据资源。四是进一步加大对优质电子资源的推广,并利用博客、QQ、微信等,促进电子资源的开发利用,提高资源质量和利用率。五是逐步完善各种电子资源的直接评价与规划建设体系建设,从资源的内容、用户的体验等方面调查用户的使用标准。

8. 建立以馆员为服务中心,与用户紧密结合的高素质服务队伍

受专业的影响,医院图书馆馆员的实际服务能力远远不能满足医院不同层次和结构用户的需求。医院研究人员在大多数附属医院中都承担着教学、临床和科研的角色。学习、教学和实践在医院中的关系密不可分。从这个层面上来说,在提高医院图书馆的整体医学信息服务能力,在不断增加医学情报学、信息科学和图书馆学专业技术人才的培养的基础上,我们首先应充分激发图书馆馆员的潜能,从信息应用学角度深刻挖掘图书馆馆员在图书信息情报工作中的优势。通过图书馆馆员培训,进一步学习,自我完善,提高图书馆馆员的整体素质和服务能力,图书馆馆员可以在为用户提供的服务中找到合适的位置,并充分发挥其才能。

9. 初步建立由内而外、多层次医疗信息内容服务的辐射系统

图书馆可以为临床科研人员提供基本的信息内容检索系统和教育,包括信息的内容概念,大多数文献和医学数据库的概念检索,网络优质资源的使用方式等;提供医学文献检索数据库技术和博士学位论文选择;为研究生提供各种信息服务,例如新颖性研究报告、学习和写作、期刊选择、提交方法、跟踪研究项目的最新信息、研究文献和管理工具,确定研究生的主题选择和其他信息;为教授学生提供更多内容,例如重大项目的项目指导、时代科技的新颖性检索报告、困难问题的价值导向、信息检索系统和深入分析;提供全面的智能技术新颖性检索,

学科研究的前沿、热点、总体发展趋势,直接资助申请等;提供医学学术研究职位等内容服务,开展国内外科学研究和教学合作,独立研究成果的评估,在项目的验收或阶段成果的相关评估方面寻求高级访问和良好的合作伙伴;为相关管理人员提供对学科建设工作的最终决策的全面分析,对学术研究的投入和产出效率的评估,国家和教育部重点实验室的评估,检验和验收或有效性评估项目,在学术研究成果的评估和开发中对决策过程进行综合分析,基于技术认可的最终数据对管理人才引进、学士学位申请和其他大数据智能分析进行决策的详细分析。

医务人员的信息需求主要分为三类:一是临床医生和护士解决临床诊治问题的信息需求,主要包括最新的临床诊断和治疗技术,药物的最新进展和使用指南,诊断疑难疾病的参考信息等;二是为临床科研创新提供的信息服务,如国内外医学研究的新进展,学科的研究趋势以及有关科学研究主题的支持信息;三是管理者的医学信息需求,例如组织的科研成果或绩效,以及科研人员的科研绩效评估等。针对临床医务人员和管理人员的上述信息需求,医院图书馆应从以下几个方面提供有针对性的信息服务:首先,积极深入附属医院,提供精选的、集成的临床医学查询和决策信息资源。比如,面向广大医务工作者开设循证医学数据库使用专题讲座,与附属医院、图书馆科教部门合作,建立推进循证医学信息工作的长效工作机制,根据需要及时推出最新的相关技术、药物和疾病诊断进展信息。其次,根据所属医院的科室设置和科研分布,及时推送有关领域的最新研究进展报告和研究趋势;对于科研课题,积极为课题申报提供文献服务和科技新颖性服务,并积极嵌入课题研究过程。提供数据分析、编写服务,还提供检查和引用等服务以应用项目结果。最后,为医院管理人员提供医院科研成果分析报告、人事科研绩效评价报告等大数据分析报告。

从内到外,多种类型和精细的辐射信息内容提供的服务不仅充分体现了医院图书馆为用户提供服务的宗旨,而且能够最大程度地促进医院的发展。

二、医改环境下医院图书馆生存与发展之路

（一）优化资源配置

1. 将有限的文献资源经费用到极致

在我国，医院图书馆的规模普遍较小，经费有限，即便是最大的三级甲等医院也是如此。医院图书馆规模大小和经费投入的多少与医院经济效益无关，而与医院管理层对图书馆价值的认识和理解有关。这些有限的经费如何使用，怎样用好是个关键问题，也是决定医院图书馆能否继续生存的因素之一。如果购买的文献资源无人使用或使用率很低，甚至经常受到诟病，那图书馆离关门的日子就不远了。如何解决海量资源、有限经费、巨大需求之间的矛盾呢？如果从保持图书馆继续生存的角度出发，应该将这些经费用到极致，用到"刀刃上"。资源建设的基本原则当然应该是"读者驱动采购（patron-driven acquisitions，PDA）"，　但是医院的特定环境中，用户必然有选择或关注的重点，也就是说，他们倾向于关注各个部门的关键专家（学科的最核心权威专家和技术负责人），因为这些用户能够决定医院图书馆的生存和发展。因此，在文献资源建设过程中，在首先满足全院用户基本文献需求之后，应该重点收集核心专家和院长关注的文献信息，深入了解他们关注的学科和研究方向，能够主动提交各种目标资源的清单，解释各种资源的突出特征和特定用途。资源引进后，还应该及时通知或推送给相关专家，提醒他们使用。

2. 大力开展馆际互借、文献传递服务，提高文献保障率

研究文献的充分保证率是图书馆应该最关注的一个问题，也是衡量图书馆物质价值的基础之一。任何一个图书馆，即便是一个大型综合性图书馆能够有80%~85%的文献保障率就是一个优质的图书馆了。因此，国内外现代图书馆都在大力开展馆际之间的互借和文献传递服务，以提高图书馆原始文献的基本保障率。对于规模小、经费少的医院图书馆，馆际互借及相关文献信息传递的专业服务应是重中之重，首当其冲。通过与国内外的一些大型医院图书馆建立馆际互借关系，畅通渠道，快速提高医院图书馆的文献保障率，尽可能满足全院医

学、教学、科研人员的文献需求,从而赢得全院人员的口碑和赞许,是医院图书馆生存的重要保证。

3.建设个人数字化图书馆,打造个性化、即时性的阅读环境

科研能力是一个医疗机构综合实力的重要组成部分,也是一个医院核心竞争力和持续发展的重要保证,关系到医院的各项综合评比。因此,建设个人数字图书馆,在收集院内医务工作者科研成果的同时,为其提供更高效的信息资源支持服务是医院图书馆生存与发展的必由之路。目前,毓璜顶医院已经建立了资源丰富的数字图书馆,并从2010开始利用中国知网和万方医疗网建立个人和科室数据库,用于医务人员科研成果的收集和管理。但由于医院图书馆的用户主要为临床医护,繁重的工作量与不规律的工作时间使他们很难拥有大量、完整的时间搜集和阅读文献。因此,通过个人数字图书馆为医院医务人员打造个性化、即时性的阅读环境尤为重要。

医院图书馆可以联合院内信息科,利用个性化信息推荐方法,根据个人数字图书馆收录的医务人员个人信息与科研成果,分析每位医务人员的研究方向与主题,据此向其提供个性化的高质量科研文献支持服务。微信、微博等新媒体工具以及各种兼具社交和阅读功能的强大APP的出现,使阅读进入了便捷、即时的"碎片化"时代,医院图书馆应当通过这些新媒体工具,开展移动端的个性化科研文献支持服务,使医务人员可以随时、随地的进行即时的阅读,为医务人员打造个性化、即时性的阅读环境。

4.继续优化各类资源规划建设,合理建设馆藏

传统图书馆馆藏规划和建设通常更加关注馆藏的总量,而忽略馆藏的质量。这直接导致纸质资源成本的提高和利用率的持续下降。而且,随着数字化技术的进一步发展,用户的阅读学习形式也已经从纸质阅读向电子阅读转变。

基于上述情况,毓璜顶医院图书馆制定了以各类纸质资源保障、各类大数字资源全面全覆盖、馆际交流为重点的新型三级各类文献基本保障体系。我们在许多大型的中文生物医学文献中都有订购数据库,如医院管理知识库、美斯特龙外语服务平台、馆际互借相关数据库,保证了用户能快速地从医院任何一台计算

机上获取优质资源。自从2010年建立了三级各类文献基本保障体系以来,电子资源和其他资源的传输量有了很大的提高。

以用户的需求为中心,推进人文理念的建设。为用户提供新的订阅目录,以推送最新的书籍和期刊,以便用户可以阅读、选择和购买。普通用户的推荐使用户能够参与图书馆的编目工作,这体现了图书馆的专业服务,该服务以用户为导向,并以用户的需求为中心。购书的原则也从重收藏、轻使用,转变为兼顾市场价值理论和需求理论。

5. 医院定位和发展规划的文献资源配置

每所医院的具体情况各不相同,医院图书馆的文献资源配置也要根据医院的类别和等级进行划分,在此基础上确定自己应采取的资源配置方式。例如地区医疗中心,这种类型的医院的主要目标是招收研究型的高级人才,位于医院系统的顶层。对这类医院而言,其学术水平和学术研究质量都是医院的命脉。因此,医院图书馆应建立相应的资源配置体系,并引进国外的相关文献资源,以实现资源系统的整体覆盖,实现资源系统的完善。

6. 建立具有特色和保障重点的馆藏文献制度

各医院图书馆能力与经费有限,因此医院图书馆可以优先考虑馆藏重点与特色资源的开发、整理与展示推广,建立具有一定特色的馆藏文献系统。对于医院图书馆而言,馆藏特色应着重于临床、基础研究、护理,以相关学科图书资料为重点资源,形成特色馆藏,并根据各学科的调整情况和新的学科布局,确定各种资源的采购比例。

7. 以纸质文献、电子文献为主,共享文献为辅的藏书结构

由于阅读习惯的影响,还有相当一部分用户阅读方式更倾向于纸质文献。所以,作为目前医院图书馆馆藏的基础,纸质文献在其中仍占有重要地位。但是,随着电子文献覆盖面的不断扩大,对于检索方便、更新速度快的电子文献,医院图书馆也要将其作为医院馆藏的重点。

文献资源共享是弥补馆藏不足、提高建设效益的重要途径,医院图书馆在文献资源建设中应予以重视。要发挥图书馆联盟、区域医院图书馆联盟等组织的

作用,促进馆际资源共享,提高服务质量。在重视开发利用中国高等教育文献保障系统、中国高校人文社会科学文献中心、国家科技图书文献中心等免费资源的同时,也要从互联网上筛选优质OA资源,进行分类整理,作为医院图书馆数字化资源的有益补充。

8.邀请医院工作人员参与文献资源建设和效益评估

医院工作人员是医院图书馆的用户主体。强化与医院员工的沟通,把握学科发展的需求,是医院图书馆文献资源配置工作的重要内容。馆藏建设必须以用户需求为导向,才能实现效益最大化的合理配置。在此基础上,提出建立医院图书馆工作委员会的设想,该委员会的职能有:一是作为委员会的成员,负责对医院各部门的图书资料进行全面的评估;二是作为委员会文献资源建设的重要依据,对各部门文献需求进行深入的评价。医院图书馆应加强对医院科室信息室的管理,采用规范化、同质化、共管共用的方式,共同推动医院文献资源的整合与利用。

(二)充分了解医务人员的需求,并继续有针对性地进行专业服务

1.能够掌握医院医务人员的主流趋势和实际需求

为了充分了解医务人员最主流的潜在需求,有必要进行深入调查和相关研究。可以通过大规模的网络问卷调查了解各级医务人员的潜在需求,但这需要时间;也可以在小范围内扩大调查范围;还可以举办与医务人员的交流会,提高医院图书馆的工作水平。把握医务人员对文献需求的现状,就可以调整图书馆提供服务的不同方式和方法,促进医院图书馆工作的快速提升,更贴近医院的持续发展。

2.深入临床科室,为临床医生提供个性化信息服务

通过组织专题讲座,深入科室协助课题研究,以临床学科馆员的服务方式,为临床医生提供各种类型的个性化信息服务,深入教学科研一线,与医生交朋友,在不打扰工作的前提下提供贴心的个性化信息服务,让医生改变对医院图书馆和馆员的看法,重新认识医院图书馆和图书馆馆员的价值。

3.围绕重点科室、核心专家提供全方位深层次信息服务

重点科室和核心专家应受到高度重视和特殊对待。最好提供一对一的服务

和协助。无论规模大小,都应及时满足他们的需求,直到专家们将图书馆馆员视为他们的学术秘书、研究助理。

4. 建立学科评价体系,实时监测和评价医院各学科的发展水平和竞争力,促进医院的发展

现在,医疗机构之间的竞争日益激烈,无论是医疗水平、服务态度(病患口碑),还是经济收益等。这就使得很多医院在整体提升医疗水平的基础上,都在重点建设自己的特色科室、核心科室,从而带动医院的整体发展。如何帮助医院管理层知己知彼,在发展过程中做出正确决策,需要医院图书馆提供决策支持服务。医院图书馆还可以对目前各大医院最高评价体系的建设情况进行综合分析,建立直接评价指标体系,选择可以进行深入分析的大医院,进行监测评价。

(三)改善服务理念,铸造精品服务品牌

1. 打造适合本单位实际的图书馆精品服务

医院图书馆提供的服务质量取决于用户对阅读的需求,而这又取决于用户的突出特点。一些医院有很多大四学生、研究生和博士生,所以文献关键词检索课程一定会吸引很多用户。一些医院有很多新的科研项目,科研人员欢迎科研文献主题确定服务。一旦医院图书馆明确了新项目的制度和服务提供,就必须坚持下去。例如,广东省人民医院的定点服务已经坚持了十多年,深深扎根于一些科研学者,一些科技工作者大力赞赏和过度依赖这项工作。在明确核心专业服务项目之后,我们应该在服务中听取用户的个人建议,改进这项服务,使其成为医院图书馆中的基础服务。

2. 创新图书馆管理服务模式

针对未来我国医院管理模式中用户的多样化需求,医院图书馆日常管理服务应采取两种发展和创新模式,以拓展服务全内容,提升服务质量。随着医疗事业和工作的深入以及医改的深入,医院图书馆的便利性和人性化得到实现,这对服务提供管理的创新和突破提出了新的要求。医院图书馆要真正做到以人为本的管理服务。医院图书馆管理模式的不断创新,也反映了网络建设的不断推进,网络技术体系的引入和逐步完善,科学合理地自主开发和综合利用优质资源。

医院图书馆也应在资源整体优化的基础上实现网络交流,促进医院原始文献数据信息内容的共享。

3. 实现与用户实时交流

传统形式的图书馆咨询服务通常要求用户与图书馆工作人员进行交流。当医院的用户没有足够的时间去图书馆时,问题会得不到解决。这极大影响了用户使用图书馆中各种资源的主动性。现在,图书馆的用户可以通过内部电话、电子邮件、QQ、微信等与图书馆馆员进行实时交流,医院图书馆馆员也可以通过远程控制等多种方式帮助用户解决获取信息的问题,从而大大提高用户获取更多医学信息的能力。

新媒体改革时代,各种形式的信息资源丰富多样,信息总量呈几何级数增长。用户的文本阅读行为及需求也在不断变化。医院图书馆服务需要用新媒体的思维方式不断调整。只有这样,才能保证医院图书馆在医院发展中不会被边缘化,并长期保持强大的生命力。

4. 面对用户潜在的阅读需求,增加服务手段

依托自身信息技术,紧紧围绕医院临床诊断、科研教学、规划建设和管理,全面开展学科查新专业服务,提供学科导航地图服务、博士论文征集和引文评价,为医务人员提供全面深入的基础理论研究和理论与实践参考和在线咨询的专业服务;通过各类优质信息资源等专业方向课程的内容,为医务人员持续有效地提供终身学习知识服务;利用资源平台发布的主题推送和外文书刊定制其医疗主题服务系统。

5. 逐步建立多元化的核心专业培训体系,面向更多用户

对用户的专业培训是图书馆专业服务中重要的部分,在促进数据库的使用和提高各种资源的重用率方面发挥着重要的作用。医院图书馆的用户之一是医务人员,他们的信息需求更多,并且具有新颖、快速的显著特征。但是,他们对各种信息的内容和资源缺乏全面的了解,缺乏专业的培训课程以及检索数据库原始文献信息内容的时间。由于医院临床医务人员时间分散,不能经常参加预定的基础培训现场讲座。而且各种类型的用户的基础信息培训水平参差不齐,这

就大大影响了对用户各种类型的数字化培训的效果。为此,医院图书馆建立了小班、大班的教学模式。点、线和区域可以互换以供更多用户使用。首先,基础培训体系可根据相关人员专业的不同需求,针对不同专业制定培训内容,充分满足医院医务人员培训课程的实际需要。比如小班化课程注重个性化的实际需求,科室主任制度培训侧重于重点学科建设的更多需求,大型研讨班可以从整体上满足全院相关信息和人文素养体系培养的实际需求。其次,基础培训时间、地点灵活多样,使医务人员能根据自身岗位工作情况,安排专业培训时间,有效地提高了培训效率。

培训方法多种多样,例如:定期邀请国内专家来医院开展讲座;搜索内科医生的医学数据库并组织课程进行培训;组织临床研究部门主任进行授课,教医务人员如何利用图书馆中的各种资源和服务。

专业培训的内容主要包括核心主题图书馆的资源和服务,在使用相关数据库时,对日常文档管理和综合分析、文章撰写和提交等进行了详细设计。图书馆指南是为新员工和不完全了解图书馆的用户而设计的。在入门级课堂中利用图书馆的各种资源,旨在使现有用户能够进一步了解图书馆的优质资源和提供服务的方式,获取所需的相关信息。

(四)改造服务空间

1. 开设病患阅览专区,组织科普文献资料,开展病患健康教育

改变图书馆管理思想,顺应潮流,创新服务,开放图书馆资源和服务,为长期以来缺失的患者教育做出贡献,为全民健康素养的提高做出贡献。服务从两个方面进行:一是提供阅读科普知识;二是建立医患交流区,为医患交流提供温暖的环境。

2. 改善馆内环境,为医生提供一个温馨、舒适的阅读、放松和研讨的环境

随着电子文献信息资源比重的增加和纸质文献资源的减少,医院图书馆可以腾出一些空间。如何充分利用这些空间是医院图书馆需要面对的问题。医院图书馆需要重新规划和安排图书馆的空间布局,同时保留传统的功能和服务,利用空间开辟新的功能和服务。例如,建立一个研讨室,为医院的师生提供教学、

讨论学术问题及讨论手术的术前方案提供空间;在医患之间设立一个温馨的交流区,在轻松的环境中与患者或家属讨论病情;设立封闭安静的休闲阅读区,为医生在紧张的工作后提供一个放松的地方,有休闲娱乐书籍、报纸杂志、轻音乐等。

(五)增加服务范围

1. 为科室领导决策和主要医学学科建设提供研究文献支持和帮助

当前,医院面临着严峻的挑战,如医学改革、专业学科的提升和建设、医患之间的关系、工作流程的优化、高端人才的系统培训、科研工作的定位、新项目的示范等。面对各种工作,科室领导在作出决策前可以授权医院图书馆帮助查找一些相关的参考信息,也可以将部门需求发送到图书馆以查找信息,或在医院管理者制定计划后,医院图书馆协助各个部门查找到适合本部门计划执行的信息。

在医院主要学科提供的服务方面,要把握好专业学科发展的明确定位,做好专业学科信息服务。图书馆馆员应与馆长进行更充分的沟通,并与学科的国际和国内专家联系,以了解基础学科的未来发展方向和这些权威专家的当前研究方向以及未来发展方向等方面。掌握充分信息后,图书馆馆员将根据线索积极开展学科专业服务。

2. 充分利用自媒体,打造移动信息服务平台

充分利用自媒体平台,例如个人博客、微博、微信、QQ、论坛,以及网络社区等。自媒体具有权力下放、互动性强以及有效沟通迅速的特征。新媒体发展,满足了用户的更多需求。自2015年以来,各医院图书馆已陆续建立了QQ、微信的官方账号,并逐步建立了一套信息提供服务平台,进行宣传、服务和传播。

为了构建提供信息服务的平台,医院图书馆的发展要与其专业服务紧密相关。图书馆工作人员的主要职责是让用户以最简单、最直接的方式使用图书馆提供的服务。我院的图书馆依靠微信公众号创建的信息服务平台集成了调查、检查、主题新颖性搜索、信息内容定制服务以及推入公共平台和其他服务,同时使用诸如表格大师之类的工具来形成专业服务。在关注了官方账户后,读者可以选择所需的专业服务。图书馆馆员可以使用该平台执行一些功能,例如消息

确认管理模式的实时分析、现有用户管理、批量消息确认管理模式、数据管理模式和其他常规模式，并且可以更直观地查看用户数量，借助平台，接收用户的消息并回复服务请求，可以通过微信或电话与用户进行交流，最终完成服务。用户还可以通过公众号留言或电子邮件等方式发送评论，以逐步建立信息交流平台，满足用户实时和个性化的需求。图书馆可以利用该平台提供服务管理以及对读者阅读进行综合分析。

3. 积极参与医院信息化建设，不断提高诊疗水平

目前，中国的医院信息系统(HIS)主要致力于医院内部业务流程、患者消费以及财务管理信息的信息化，最多是一些PACS医学影像信息化，而图书馆购买的医学决策支持系统未集成到医生的移动设备中。这是与国外HIS系统的最大差距。医疗决策支持系统是有效提高医疗水平的重要手段。医院图书馆可以在这方面取得突破，帮助医院提高诊疗水平。

4. 建立医患沟通互动平台，全面改善日益紧张的医患关系

医患矛盾的发生，很大一部分原因是医患之间缺少有效沟通。医院图书馆是积极开展改善医患关系工作的专业机构和平台。医院图书馆在很多方面都有强大优势：每天都有很多患者和家属渴望更多地了解相关疾病。图书馆可以提供正确的、先进的信息，帮助患者和家属了解疾病的发病机制、发展情况和患者预后，配合医生开展治疗。这对患者进一步了解疾病并配合治疗非常有帮助。医院图书馆应加强这项服务，建立以病人为中心的阅读学习区，医患沟通与互动交流平台等。避免因医患缺少沟通而引起的误解，最大限度地减少医患矛盾的发生。

(六)全面优化团队规划与建设

1. 优化医院图书馆馆员队伍

(1)重视对馆员培训，引进专业人员

为了建设一支高素质的图书馆馆员队伍，必须加强馆员培养。虽然当前医院图书馆馆员的学历、职称普遍偏低，但大多还具备本科学历，通过专业内部培养和外部培训两种培养模式的结合，许多馆员在一定程度上可以胜任图书馆浅

层次的知识服务工作。而引入专业人才也是建设一支高素质图书馆馆员队伍的重要途径之一,医院图书馆的人才招聘必须严格把关,目前国内对专业馆员职业能力尚未形成明确的指标或共识,这就需要从图书馆史、图书馆的社会职能与社会责任、图书馆学科体系与工作内容、图书馆工作者素质与素养等多方面对其专业能力进行考察和培养。

(2)采用馆员绩效奖励机制,以激励馆员的工作热情

当前医院图书馆"干与不干""干多干少""多干不干、少干不干"等现象较为普遍,而同酬同用是馆员完全不能体现其价值的一个重要原因。医院图书馆采用馆员绩效激励机制,在不同岗位上有不同的待遇,竞争上岗,体现"多劳多得"的"公平分配"原则。既可以抚慰超负荷的馆员的工作情绪,又可以激励他们奋发图强,加强自身的专业知识学习,达到自身业绩目标,促进自身事业发展。图书馆绩效激励机制还可以激发馆员的工作热情,提升服务水平。

(3)重视馆员的科研工作,促进他们之间的学术交流

目前,医院图书馆馆员科研水平偏低,核心文献数量偏少,馆员科研工作重视程度不够。其实,工作与科研本身是相辅相成的,科研本身就是从工作实践中产生的,良好的工作实绩水平能够促进科研的进步,科研成果的产生也能促进和带动图书馆事业的发展。

随着医疗改革的稳步推进,大部分医院的图书馆正处于新旧过渡的初期。在人员聘用方面应从对图书情报部门科学知识的全面掌握、对医学领域知识的熟悉、网络操作系统核心技术的应用能力以及个人素质等方面选拔,对馆员的选择进行严格的规范,努力实现医院图书馆人员队伍的优化升级。

2.增强馆员的信息挖掘分析和医学情报服务能力,为开展知识服务打基础

实际上,医院图书馆生存与发展的核心要素是人。图书馆馆员不仅应该是图书馆管理员,还应该是信息员、信息分析专家、决策支持专家。图书馆馆员的服务能力应从文献服务和信息服务转移到知识服务。但是,当前的图书馆馆员水平参差不齐,平均水平低,难以提供高水平的知识服务。因此,应采取相关措施不断提高图书馆馆员的综合素质和能力。可以采取以下具体措施:在加强图

书馆馆员的专业培训中,培训内容不仅应包括图书馆专业知识和信息检索能力,还应包括相关医学知识和专业知识,深入到各种学科中服务的能力。

3.提升医生和馆员的信息素养,重新认识和挖掘医院图书馆的存在价值

随着互联网的不断发展和信息技术环境的不断改善,其所包含的海量信息对人们的生活产生越来越大的影响,从根本上改变了人们获取文献资源的方式和方法。图书馆不再是用户获取各种信息的主要场所,强大的搜索平台已逐渐成为人们获取信息的首选。在无处不在的信息环境中,信息的便捷性稀释并模糊了医院图书馆的存在价值。但是,与复杂、真假难辨的网络信息相比,医院图书馆提供的是经过科学验证的真实信息。医院图书馆不仅是文献的购买者,更是经过深思熟虑、反复验证的资源建设者。经过评估和考虑后购买的信息资源,能够真正帮助用户解决医学教学和科研中的实际问题。

通过提高馆员、医生乃至院长的信息素养,让人们重新认识和发掘医院图书馆的价值,最终把医院图书馆建设成为医务人员的信息保障中心、学习的共享空间、讨论交流的论坛,一个供医患交流的场所,甚至是紧张工作后暂时放松的地方,这是医院图书馆的发展方向。

三、大数据时代医院图书馆服务的机遇与挑战

如今,社会竞争变得越来越激烈。如果医院图书馆要想在激烈的社会竞争中生存和发展,就必须改变传统的服务理念和服务模式。在大数据时代,医院图书馆需要建立管理部门,建立大数据架构,加强人员培训,不断提高服务质量,满足用户需求。

(一)大数据时代医院图书馆服务基本功能的新变化

随着各类信息技术的发展,医院图书馆的信息内容和各种资源拥有大量的综合性数据,整体结构十分复杂,种类繁多,即时性强。在数据技术方面,它广泛应用于医院图书馆的科学知识服务、各类知识援助机构、相关的知识管理工作等领域。医院图书馆是医学信息领域的高质量资源的汇集地,可以为学生、医生和医学研究人员提供临床实践和医学信息方面的服务。

1. 循证研究的变化要求医院图书馆提供新的服务

医生和医学研究人员都忙于工作,通常很难及时发布和更新最新的科学技术信息和成就。逐渐地,医生对循证医学科研成果的了解不断减少,图书馆馆员在医院图书馆临床治疗中搜索医生的相关信息,使用大数据和云计算的专业服务技术对内容进行开发将成为图书馆馆员重要的工作。

2. 交叉整合的变化要求医院图书馆提供新的服务

医护人员跨学科交流和各种形式合作的重要性日益增加,从事专业教学和研究的专业人员对生物学、医学和其他专业学科的优化和整合的潜在需求也在增加。这迫切需要医院图书馆通过新兴技术(例如大数据和物联网)将自然科学、社会科学、人文科学和其他科学融合在一起,为用户提供新的服务。

3. 数据和资源的变化需要医院图书馆提供新服务

生物研究所的基因测序产生大量的最终数据,医院放射科西医影像所使用的设备也在产生大量的图像内容数据。海量资源数据的全面生成,提升了最终数据存储的整体规模和存储管理的复杂程度,这就需要相关人员的参与。对于医院图书馆来说,有必要对传统的医学图像数据形式进行改进,以适应海量数据资源的建设。

(二)大数据时代医院图书馆信息化服务面临的挑战

1. 数据存储能力

在大数据时代,更容易以更低的成本生成最终数据。数据越来越全面,各种信息的增长速度越来越快,最终数据的构造变得越来越复杂,数据量的复杂性给医院图书馆服务带来了新的挑战。我国医院图书馆正处于高水平发展时期,数据的安全性问题已经得到彻底解决,医院图书馆原有的综合数据存储空间系统存储容量和综合数据分析能力较低问题已经有所缓解,对图书馆数据的整体质量的影响也在逐步降低,但这些问题仍存在。

2. 探索图书馆更多用户的需求

医院图书馆提供的服务一般包括数据检索和分析服务,两者都是基于数据开展的。在大数据时代,医院图书馆需要全面深入地了解用户需求,分析用户的个性特征和实际情况,并根据用户实际需求制定相对应的服务计划,从而提高服务质量。医院图书馆的工作是对现有用户的综合性服务。如果医院图书馆提供的服务不能满足用户的需求,就会影响医院图书馆的地位,使图书馆的功能无法发挥。同时,医院图书馆的专业服务需要考虑到用户的潜在需求,从而为更多的用户提供服务。

3.服务及设备挑战

在我国传统的数据处理模式下,医院图书馆采用低端数据综合分析设备,对最终数据进行综合计算和分析。大数据时代大大增加了综合数据计算分析综合成本,给图书馆使用的设备带来了新的挑战。近年来,相关设备的更新换代,也对各类馆员提出了新挑战。面对挑战,医院图书馆应加强人才培养,加大设备更新资金投入。

4.用户隐私问题

在医院图书馆,必须确保用户的隐私和安全。如果所使用的个人信息内容被盗,将不可避免地给用户带来损失,并极大地影响用户的使用。在大数据时代,用户可以根据自己的意愿设置隐私控制权限,以更好地确保用户各类信息的安全性,保护所有用户的合法权益。在获得用户同意之前,医院图书馆必须使用标准一般用户信息的内容。在获得用户授权后,可通过对用户数据进行深入分析,深入了解用户的实际需求,并将更多用户的文献需求有机结合起来,提供更有针对性的推送服务,帮助现有用户积累科学知识,丰富实用知识储备。

(三)大数据时代医院图书馆服务的机遇

1.大数据为图书馆提供了丰富的最终数据和各种资源

随着信息技术飞速发展,大数据综合业务时代的到来,促进了医院图书馆的快速发展,产生了许多综合性的数据资源。医院图书馆的数据资源具有综合性和多样性。医院图书馆综合数据平台不仅提供原始状态文献数据,还提供优质的再生数据资源和虚拟世界数据综合资源。

2.新设备的引进增加了数据资源

随着信息内容和各种技术的快速、持续发展,信息技术的应用范围也在进一步扩大,许多新技术设备及其辅助设备也在不断增加,增强了获取知识的手段,增加了大量的数字资源。

3. 有效利用大数据可提高服务质量

运用大数据技术进行分析计算,可以结合用户行为数据预测用户偏好,从而为用户提供个性化服务,极大地提高了用户的使用体验。由于用户对服务和技术的需求发生了变化,也促使医院图书馆在服务上进行相应的调整以适应用户的需要。它不仅实现了传统的信息检索、文献提供、学科咨询等服务,同时也实现了数据采集、数据分析、决策等相关服务的整合,从而为医院图书馆和有关机构提供更多的数据服务。

(四)大数据时代医院图书馆大数据平台建设

1. 设置数据管理部门

医院图书馆云计算平台的规划和建设涉及多方面内容的规划和建设,在建设图书馆数据信息平台时,建设人员必须了解大数据平台发布的基本功能和用户的实际需求,并根据最终数据平台的基本功能和实际情况,提出更多的需求,通过比较,合理制定建设工作的最佳方案,逐步建立起整体运行反馈机制,最终达到为医院图书馆数据搭建平台的目的。为构建数据平台提供系统基础,确保数据水平,医院图书馆可以针对数据情况成立大型平台建设管理部门,顾问和专业设计人员制定各种合理的管理模式和各种政策。大型平台快速建成后,邀请相关专业人员对工作成果进行评估,并对数据平台进行测试。

2. 医院图书馆大数据平台的构建原则

在建设医院图书馆大数据平台的过程中,应遵循以下原则:

(1)医院医学特点突显

长期以来,医院在行医过程中,通过医院的发展和开拓,逐步形成了适合自身发展的专业结构,部分重点学科也因此而突出。随着医院竞争水平的提高,逐渐演变为医院自身的特点。因此,在建立医院大数据平台之前,首先要把医院特色、优势专业作为大数据平台建设的基础,构建具有医院行医特色的大数据平台。

（2）在医院所在地体现地域文化特征

实际上,医院的发展总体上与医院所在地的地域文化和经济水平有着密切的关系。因此,医院的业务特色、专业设置和发展趋势都受到区域经济的影响。大多数医院科研项目在实施过程中,都需要当地政府的支持,因此大部分研究项目与当地有关。作为科研服务的重要学术资源库,医院图书馆在对应建设平台的过程中,难免受到这一因素的影响,体现出医院地点的地域文化特征,需要整理搜集地方政治、经济、文化、教育、地理、民俗等方面的文献资料,并加以处理。

（3）大数据平台的特点原则

医院间因地区经济水平和医院实力存在一定差距,导致医院图书馆软、硬件实力存在差异。在计算机技术设备、专业技术人员、以往藏书数量、运行经费等方面,各医院图书馆水平参差不齐。医院图书馆要立足当前经济形势、发展现状,有针对性地建立不超过运行负荷的大数据平台。具体地说,可以根据地方特色来收集丰富的文献资源,成立专门研究组,建立有针对性的人物、事件文献数据库,进而建设具有医院图书馆特色的数字资源。

3. 构建医院图书馆大数据服务平台的路径

（1）实现信息资源与数据融合,打破传统的分散资源限制

穆丝(Mooers)定律从情报学角度来看是一个"情报检索系统",它指出"一个信息检索系统,对用户来说,如果他取得信息比不取得信息更伤脑筋和麻烦的话,这个系统就不会得到利用。"总而言之,图书馆建立的医院图书馆学科服务平台,通过对信息产品的开发、整合和重构,为用户提供信息服务,既要满足用户的实际需求,又要保证信息产品自身的可访问性和易用性。

结合医院学科分布特点,构建学科专业情报服务的核心体系,是构建图书馆特色信息资源体系的重要平台,也是图书馆深入实施学科服务的主要方向。不仅要做到这一点,还需要对图书馆检索平台进行统一的设计,以实现原来相对分散的学科服务模式的完善和提升。学科服务平台的构建,需要图书馆在传统的以文献服务为中心的架构框架下,实现全方位、多层次、数字化的信息化服务。

（2）个性化收集资源服务

为适应广大专业人员的实际需要,医院图书馆不仅要构建学科服务平台,更

要建设个人图书馆,构建个性化服务体系。从个体图书馆的角度来看,用户根据自己的实际需要,在图书馆中搜索所有的信息和数据资源,并将各种数据资源整合到个人图书馆信息系统中,通过系统化、个性化地管理信息资源,使用户下次能够直接浏览自己所收集的信息数据,方便用户进行资料的阅读和管理。此外,该平台将用户和整个系统的注意力集中在收集情报和信息数据上,使用户更加了解自己在不同平台系统中的基本情况,从而加强对学习资料收集和存储的管理。同时,还可以随时与图书馆工作人员保持联系,将推送软件下载安装到计算机上,接受图书馆的推送信息,从而丰富个人图书馆的资源。

(五)大数据环境下医学信息服务方面存在的问题

1. 缺乏大数据服务意识,服务水平不高

只有充分认识数据的作用,医院图书馆才能更好地为用户服务。然而,目前许多医院图书馆并未引进科学化的服务理念。目前,医院图书馆所提供的技术大数据服务有其局限性,服务内容缺乏深度,缺乏科学的数据服务理念,在具体分析、共享、存储等方面还存在不足,亟待不断完善,以更好地拓展服务内容。

2. 相关管理和服务规范方面的滞后和技术服务方面的不足

在内容上,医院图书馆所提供服务存在的问题主要是缺乏技术上的研究服务内容,为用户提供大数据服务的过程中内容比较复杂,无法确定重点内容。目前,医院图书馆所提供的咨询型大数据服务仍是服务的重点内容,相较于技术服务还存在一定的不足。有关资料表明,仅有10%的医院图书馆实现了数据存储管理,30%的医院图书馆实现了数据深度挖掘,50%的医院图书馆实现了数据细节分析,70%的医院图书馆实现了数据解析。大多数医院图书馆缺乏元数据标准,而元数据作为一项非常关键的技术,在科研工作中起着组织、共享、发布、引用数据等作用。但是大多数医院图书馆并未提供元数据方案。

3. 缺乏科学数据素养教育和服务

在国家和地方的大力支持下,医院图书馆制定了大数据管理政策,提出了大数据服务的要求。但是,医院图书馆并没有把大数据服务作为常规工作的一部分。通过网络调研收集数据发现,目前几乎没有医院图书馆专门设置数据馆员岗位。另外,对科研人员进行大数据素养教育还没有被纳入到大数据服务中。

许多医院图书馆主页上缺少科学服务内容,很少有医院图书馆在网站上开设"大数据服务"栏目宣传科研内容,甚至有些医院图书馆网站上开设"大数据服务"栏目,但仅将其与传统的教学、科研服务联系起来,只提供技术信息查询等服务。

4. 医院图书馆的大数据应用不科学

大数据技术的应用要符合医院图书馆管理的实际情况,要能突出医院图书馆的实际价值和作用,体现医院图书馆的社会教育功能,要能与知识数据相结合,充分发挥大数据服务社会大众的作用,促进社会发展。当前,大数据在医院图书馆的应用还不够科学、合理,医院图书馆对硬件设施建设重视不够,一些医院图书馆还未建立网上服务平台,医院图书馆存在着分管阅读、推荐平台设置等问题,没有及时整理和收集用户信息,创新管理服务意识不强。

5. 缺乏医学信息大数据处理的制度

医学大数据相关的信息专业服务需要合适的制度环境,才能够获得全面的数据,充分支持数据分析的发展。虽然地方政府相关职能部门和单位认识到了医疗卫生信息内容的价值,但缺少落实的措施和制度。

(六)大数据环境下医学信息服务提升的途径

1. 优化科学数据服务系统,明确职责,组成数据管理专业团队

最优的科学数据服务系统可分为两个层次。(1)为解决"从无到有"问题进行可行性优化。对尚未建立科学数据服务体系,甚至还没有开展科学数据服务的"双一流"医院图书馆进行重点研究。广泛借鉴其他医院图书馆的成功经验,在己方医院建设与发展实际的基础上,采用合适的科学数据管理方法,建设适应医院实际需求的数据服务体系,以提高图书馆以往普适性服务内容和经验。(2)为解决"从有到有"的"从优到精"问题,完善性优化。要进一步完善已经建立起来的科学数据服务体系,开展较为系统、全面的科学数据服务与管理工作,明确科学数据服务岗位职责,组建专业队伍。

要构建科学、优化的数据服务体系,就必须成立数据馆员团队,吸纳具备图

书情报、数据挖掘等专业技能和各相关学科背景的人才,承担提供专业科学数据服务的任务。在高度重视学科建设的背景下,数据馆员具备的相应学科背景和专业的信息检索技能,使其具备强大的相关学科知识的收集、整理能力,并肩负起关于数据培训和教学的工作。此外,在相关专业设备和软件的支持下,数据馆员们可以完成数据分析和监控,提升数据的内在价值。运用系统化、具体化、科学化的数据服务岗位职责,促进数据人才队伍建设,可从以下两个方面进行优化:一是公开招聘。近年来图书情报专硕教育形势大热,吸引了一大批拥有理、工、经、医等学科背景的人才,毕业后的他们天然具备承担学科数据服务的资质和技能。二是培养图书馆学、情报学等学科背景,为具备科学数据素养教育和工作经验的在岗专业馆员,提供大量的进修和深造机会,提升其计算机、数据科学技能,保障科学数据服务的开展。

2. 强调数据挖掘和数据可视化技术的科学数据服务

数据挖掘与可视化是图书馆数据分析的关键,也是目前医院图书馆发展中较为薄弱的一环,图书馆对此也非常重视。其中,数据挖掘技术是其中的关键技术之一,能够有效地利用数据,发现数据的价值。与信息采集、处理相关的系列高新技术的发展,使海量数据的收集与挖掘成为可能,为潜在数据内容、价值的深度揭示提供了便利。例如,医院图书馆可以分析SCI、CA等索引中的高水平论文,进行引文分析构建引文网络,为临床医护的科研提供数据支持;识别所属刊物的收录偏好,辅助医务人员进行论文投稿。此外,还可以通过元数据字段挖掘,提取具有技术主题、技术特征、空间位置、技术关联性等可能有价值的专利信息,明确某一领域的有效专利分布、发展脉络等。数据可视化是提高数据利用效率、挖掘数据价值、发现知识的重要环节和手段。可视化文献分析软件(CiteSpace)、Tableau软件等通过数据分析、管理、统计,挖掘数据价值,从而实现数据潜在价值的可视化表现,更好地促进数据资源的高效利用。

3. 馆藏资源数字化改革

前人对图书馆馆藏资源的研究集中在各种出版物上,信息资源是由馆员精心整理后形成的。今天的信息资源已经无法满足用户的需要。鉴于这一情况,图书馆应根据实用性原则,对现有信息资源进行分类编目,并进行数字化。请专业人员编写更详细的摘要或建立目录式数据库、索引式数据库、全文数据库、专题数据库和多媒体数据库。使得馆内的文献资源成为有数据可查的网络资源。为了给用户提供他们所需要的信息资源,必须具备高质量、高标准、标准化的数据化信息资源。创新性馆藏资源数字化可以为用户寻找资源时节约大量时间,同时也扩大了用户获取文献资源的范围,为用户查阅文献提供了方便。所以,医院图书馆不仅要加强数据库建设,还必须加强馆藏资源数据化创新。

(七)大数据时代医院图书馆管理人才队伍规划建设的新要求

传统图书馆的服务,如原始文献的易取性、各学科资源权威的收集、基于用户各种知识的管理与发现、编目与建立共建共享资源的防御效能价值越来越难以满足大数据时代医院图书馆服务的新要求。在大数据时代,在其功能理念创新和扩大医院图书馆服务需求的引导下,医院图书馆传统的日常管理模式和服务得到了改进,服务提供和服务交付模式的新兴领域发生了巨大的变化。在医疗大数据的智能发现与应用建设中,对医疗大数据等业务进行总体布局,规划建设各种信息智能化应用的大平台。这项新的相关业务首次对图书馆馆员的资格提出了更高的要求,并且在变革时代的发展中对培训和创建高素质的高端人才团队提出了新要求。有必要促进馆员整体质量的提高和医院图书馆人力资源规划的各种知识和结构、各种技术能力和服务提供标准的转变。

1. 认知能力精深化

各种信息认知水平的综合能力是获取、识别、评估和使用相关信息的基本能力,在大数据时代,其对医院图书馆的运营至关重要。它要求医院图书馆的工作人员进一步了解各种信息源的组成,了解所有用户的潜在需求与相关信息源之间的实际关系,并能够根据需要直接提取信息的内容,可以执行深层次的认知水平综合能力,以发现各种海量信息和各种类型信息的最深物质价值。

2. 知识结构多元化

合格的医院图书馆馆员必须具有与传统图书馆的专业指导相关的知识、医学领域和相关领域的科学知识以及第二外语的知识。语言结构直接涉及核心技术和其他具有多种医学信息学知识和结构的前沿行业。

3. 创新能力多样化

在大数据时代,如何在信息科学相关知识的日常管理和服务提供经验中实现信息知识的创建是图书馆管理人才队伍规划和建设的重中之重。创新性突破不仅要有服务技术能力,而且还包括研发服务技术能力,并且可提供突破和创新知识的综合服务。在大数据时代,突破性创新的个人意识需要整合到每位医院图书馆馆员的大脑皮质中,以便得到显著增强和改进的突破性创新服务。

4. 技能提高迭代化

在推进大数据环境下医院图书馆建设和管理的过程中,许多新技术不断应用于信息专业服务的核心领域,并由此开发出新方法,拓展新功能。因此,医院图书馆的馆员应紧跟发展形势,不断学习和更新知识和技能。熟悉医学领域及其子学科领域的科学研究,推广信息技术概念,创新应用统计常用方法和先进技术综合分析数据,获取技术方面的信息。中国电子、微信在线、教育等各类资源的普及利用,科学知识共享平台的拓展和教育范围的扩大,积极有效地组织科研等工作。

5. 服务能力学科化

面向主题的服务是向读者提供学科范围内知识服务的一种专业化服务模式,通过在图书馆建立主题馆员系统来逐步实现。显然,它要求图书馆馆员对专业的背景和实践知识有全面的了解,并且对各种资源的相关组织、日常管理和使用以及对计算机和互联网应用程序的使用非常熟悉。还具有收集、存储和组织相关信息的能力,并且可以控制和提供信息,在深度开发中充分掌握高质量的电子信息资源,向用户提供专业的服务。

6. 加强大数据相关专业人才培养

建设规模大、结构合理、基本素质高的优秀创新人才,是大数据环境下医院图书馆管理人才队伍建设的短期目标。医院图书馆是一个对新技术极其敏感的机构。它需要生物学、信息管理与商业信息系统、信息的优质资源管理、物种信息的内容科学、医学领域信息内容工程建设、数据态势、科学与技术实现、全智能医疗等方面的管理人才及现场项目工程、信息科学等相关专业管理人员。目前，医院图书馆技术人才队伍的规划建设还缺乏专业的高级人才，今后可以采取与国内知名医院联合组织培训的方式，进一步加快人才培养，在医院图书馆信息内容服务的突破和创新发展中为管理人才培养提供全面保障。

7. 继续已有医学馆员的业务培训

在当前形势下，医院图书馆正在经历一场重大变革。现实图书馆与虚拟网络图书馆并存，从数字图书馆向智慧图书馆转型。要及时调整管理人才培养方向和素质结构，大力引进专业管理人才。此外，还要积极加强馆员核心业务课程培训，继续加强大数据、物联网平台和计算机应用等各项技术的基础培训，充分挖掘员工发展潜力，使他们掌握新技能。可以采取多种形式：一是按计划举办或参加专项基础培训班，按计划组织各种专业和系统培训课程。例如大数据技术在图书馆中的应用，在线检索系统和系统查询，相关的数据库建设工作，研究文件和各种信息数字化升级，合作开发和重用，外国语言，等等。二是组织核心业务学习知识日，以便员工可以相对集中地学习。还可以选择图书馆馆员参加培训。例如，在上海交通大学医院图书馆的检索结果教学中，除培养医学信息和人文素养外，还开展了一系列活动，例如《义酒》内页的实景故事展、演讲和其他活动，刺激了医院图书馆馆员思考世界上科学方法中的主要问题。

四、医院图书馆服务转型升级的必要性

（一）有效解决传统服务供需矛盾的需要

从基于文献资源的传统图书馆专业服务的价值观念和形式的角度来看，纸质图书馆藏书的提供远远落后于用户对各种信息的潜在需求。中外电子书建设缺乏升级、优化和综合整合，利用率低，质量参差不齐。完整的、高质量的和多维的信息资源只能依靠用户到达图书馆获取服务。根据第三十九次关于中国互联网持续发展的不完全统计的官方报告的数据，截至2016年12月，中国网民的评论数量已达7.31亿，互联网的普及率可达到53.2%。其中，两部手机的互联网用户数已达6.95亿，占95.1%。实时获取各种信息消费需求和零散的深度阅读方

式已成为国内消费者和阅读的主流趋势。只有解决了图书馆发展中的问题,我们才能为用户提供高质量、多元化、个性化的服务。

(二)医学科学的不断发展与人才培养的需要

现代人类医学呈现出明显的分化与整合的大趋势。医学领域与自然学科、临床医学与社会学的融合越来越明显。"互联网+医疗保健"的模式已经变得越来越流行。医学的迅速发展与信息技术革命密切相关。临床医学基础学科的发展特征不需要医学领域的相关专业人员对医学领域的专业学科的整合有深入的了解,也不需要深入地学习和牢固掌握各种信息核心。但是,医院图书馆馆员应该更了解自己的工作职责和主要学科的整体发展趋势。充分利用图书馆医学信息领域三个内容信息中心的基本功能,树立提供全面优质的医学信息专业服务的核心理念,培养未来的医学人才。

(三)新时期图书馆自我转型与快速发展的需要

就像网络购物和一站式移动出行平台的快速发展对实体店和汽车客运行业产生了巨大影响一样,图书馆也受到新的多媒体、国内媒体、发布高质量资源的在线平台以及各种现代商业书店的影响,造成资金短缺以及某些核心职能的逐步替代,削弱了图书馆在城市建设中的重要作用。医院图书馆应重新审视图书馆总体定位和馆员职业发展,适应新发展对图书馆的影响,抓住机遇,迎接新的挑战,成功完成角色扮演转型和专业服务同步升级,努力实现医院图书馆向信息专业服务综合中心转型升级。

第 五 章

智慧服务背景下医院图书馆应开展多种形式服务

一、新型个性化信息服务

（一）医院图书馆个性化信息服务新模式

个性化信息内容主要是指所有能够反映医院某类专业服务人员的个性的信息内容，以及具有个人生活实质价值的信息内容。根据专业服务对象，对信息的潜在需求进行比较，可以利用其高质量的数字信息资源，积极提供全面、有针对性的信息和服务，从而满足用户需求。另外，个性化服务还可以针对不同类型的服务对象的需求提供个性化的专业服务模式和服务内容。

（二）医院图书馆开展新型个性化信息服务的必然性

1. 医院内部人员的研究事务需要个性化服务

以网络为中心，通信技术、电子计算机技术和信息内容存储的核心技术相互衔接，逐步形成与互联网相关的综合性信息服务。医院图书馆服务的具体对象对相关信息和资源的获取提出了不同的要求。在网络环境下，医院图书馆的个性化服务应根据服务对象的个性化和主观消费需求,从多样化信息内容的优质资源中提取特定的相关信息。

2. 信息技术的发展为新型的个性化信息服务提供了技术支持

在 Web 数据库系统技术方面,ASP 和 CGL 浏览器实时动态更新技术,通过全面的数据公共账户、数据加密算法和技术、信息挖掘和智能代理技术推动各种技术的发展。在信息技术的发展中,为医院提供了新的个性化信息服务,如用户登录的发现、数据条件的手动传输、基于所有用户综合数据的生活动态网页的再生、活动提供的服务、过程趋势,以及网络信息、优质资源的日常管理、更多的用户过程视频监控等。

3. 网络环境的优化为个性化信息服务创造了条件

在近几年的总体发展过程中,医院图书馆网络环境较好、规模较小,管理完全自动化,并建立了自己独特的数据库。对于相关数据库的应用,医院的内部组织也可以通过各种方式和网络将其局域网与大医院的内外部地图连接起来,与国际国内医学界进行互连。互联网连接可以从根本上打破医院的孤立状态,促进医院之间医疗数据和相关信息交流的顺利进行。

(三)医院图书馆新型个性化信息服务的实现路径

1. 学科馆员系统和专家信息库的建设

建立学科馆员系统和学科图书馆专家信息库是医院图书馆的新技术运用类型。学科领域图书馆系统是指在医院图书馆建立相应的学科或临床研究专业。通过建立学科与医院图书馆之间的交流渠道,可以为医院提供完整、有针对性的研究文献相关信息,促进医院图书馆原始文献的有效利用。

医院图书馆建立学科馆员系统是新技术信息内容服务的根本要求。因为医院图书馆可以将学科馆员的工作与新颖性检索的工作结合起来,从而构成一个完整的副馆员体系。鉴于现代西方医学在综合医院中涉及许多基础学科和专业,因此为所有选定的专业提供主要学科的文献和研究机构是不现实的。应逐步提升实现与学科研究馆员的直接联系,如网络信息资源开发、学科对接、对口专业对接等,选择最近的专业或学科,设置学科馆员,进一步细化学科馆员的工作,扩大服务内容和工作范围,努力开展电子技术评估工作。此外,还应根据工作的所有内容和范围,整合相关学科的各种资源,参与学科组织,开展学科情报服务,提供医学基础知识和医学人文知识、电子计算机和图像科学知识,以最快的速度提升基础学科馆员的整体水平。

医学专家是医院快速发展和进步的动力。为了充分发挥医学专家在医院基础教学、医学治疗和科研中的杰出作用,可以在医院的图书馆中建立相关的专家数据库系统。可以与相关专家,特别是第一个学术研究项目的主要学科的负责人取得联系,以深入了解专家的研究成果、学术研究的实时趋势以及对信息和技术的潜在需求。同时,内部结构项目依托计算机核心技术,为国内专家交流搭建平台。

2. 添加不同类型的特征信息服务

在医院图书馆的各种信息服务软件系统中,用户可以根据需求选择合适的信息,并根据自己的使用习惯选择合适的信息显示方法。互联网环境的快速发展,使图书馆可以反复获取知识,并提供深入的、个性化的团体专业服务,与网络相关的知识培训课程,个性化的发布、最新信息、官方账户提供的其他服务,以及医院图书馆提供的个性化社会服务。同时,根据不同类型的专业服务的特定对象的特征,提供全面、不同类型的综合数据和相关信息,以图片和文字形式推送专业服务。对于探索性用户来说,由于他们大多是具有较弱临床经验的进修医生或新手医生,图书馆可以为他们推送一些新颖的探索性文献和材料,从而充分满足他们对知识的渴望。

3. 开发新型个性化信息服务技术

新的个性化信息内容和各种技术所提供的服务的全面发展,可以为医院图书馆的持续发展提供完整的技术支持。因为,在医院图书馆,可以先利用提取方法提取相关信息,然后利用大数据技术进行充分探索和综合分析,为每一个对象构建符合其发展要求的服务。在互联网各种信息检索工具的应用中,可以为提供详细服务的关键对象设计一个友好的功能接口,为对象(包括医疗相关信息)提供详细的分析服务。此外,考虑到目前医院图书馆的规模、经费等诸多因素,医院图书馆应利用先进的期刊数据库和电子书,如中国医院数字图书馆、国家临床医学电子图书馆等为用户提供周到、适度的服务。基于这种技术应用的理念，在医院图书馆，智能系统还可以为各种技术提供服务，并根据长远目标建立新的初步设置。例如，在各种医学信息的管理中，数据库中的数据和信息的内容数据库是相互关联的。其中，包括医疗卫生相关信息在内的新管理模式，还可以定期在自己的代理数据库中组织对专业服务感兴趣的具体对象进行详细分析，并为其提供更完整的提醒页面和链接。与个人长期目标相关的信息数据库，可以根据工作的实际需要，为特定的医务人员提供越来越合适的个性服务。新的智能体(Agent)大型数据库用于日常相关信息的管理，友好的功能界面，为医院电子资源的新型在线图书馆信息服务提供了新鲜血液。

(四)医院图书馆个性化知识服务的内容

医院图书馆的个性化服务应注重医院的学科建设，并提供高水平、专业化、多元化的服务内容。具体服务包括以下六个方面：

1. 交流互动

医院图书馆的个性化服务提供应着重于促进基础专业学科的规划和建设，以使医院医疗工作取得成功。提供全面、高水平、专业化的指导和多元化服务，并提供全面的内容主题设计。图书馆馆员应进一步加强部门与主要学科的科技工作者之间的良好沟通和互动，以嵌入式形式服务用户的科学研究，增加各种知识提供服务的广度与深度。

2. 资源建设

在医院图书馆内部规划建设中，重点建设高质量的原始实物文献资源和学科的虚拟网络信息内容，为图书馆馆藏规划、官方统计、综合分析和最高评价提供帮助。利用语义关系搜索网站和临床医学精选专业搜索引擎对大量在线医学信息资源进行探索、分析、筛选和提取时，医院图书馆应逐步建立专业方向和优质在线服务，推出临床医学信息专题手册和主题，推出优质资源路径导航，为科研人员提供移动导航服务和附加专业服务。

3. 用户教育和服务

用户教育与服务包括向医务人员介绍医院图书馆教育、信息素养文化教育及专业培训,在网络数据库中制定和使用指南,并组织培训课程,特别是推荐高质量的临床医学课程,开发和实施科学知识和实践课程。制定周密的教学计划,安排小型演讲活动和小型主题练习,以促进用户能力水平在活动中进一步发展。

4. 定题文献服务

医院图书馆馆员应通过多种方式与重点学科、专业学科负责人和国内专家进行沟通、互动和联系,准确全面地了解用户的需求,建立起知识服务体系,并基于关键学科实施专业服务,以便为更多用户提供有关研究文献信息的独家推荐,提供全面的图书馆馆藏和在线电子文件传输服务,向用户推荐专业图书和学术期刊,收集和整理出医学界最新的理论动向和科学研究成果,每月两次向用户进行独家推荐,为重点学科的用户选择专业信息资源,提供针对性更强的专业信息资源服务。

5. 科研查新服务

当医院内工作人员需要进行科研项目的申报时,医院图书馆应当搜集国内外相关文献并分析研究领域内相关研究现状,为立项工作提供支持和依据。此外,设立服务于每个课题的专项档案,为课题准备阶段提供可行性论证,并跟踪项目的进展,也是医院图书馆重要的服务内容。在项目进展中,医院图书馆提供比较统计分析研究报告,在项目的最后阶段提供新颖性搜索和项目申请服务,同时凭借馆员的专业技能,完成各类相关文件的归档整理。

6. 咨询服务

咨询服务是指使用科学的方法和先进的手段,根据咨询委托方(顾问或咨询机构)提出的要求进行调查、研究和分析,并提供专业的信息知识、技能和经验,客观地提供最佳或几种替代解决方案或建议,并帮助用户解决各种难题。咨询服务通常依靠有专业知识背景、实践经验和创新的人才,充分开发和利用信息资源,运用现代信息技术和科学方法为用户解决复杂问题。这是一项有组织的智力活动。

二、学科化服务

医院图书馆的学科化服务以学科图书馆馆员为中心,以医院的临床医学学科为基础,通过收集各种医学信息,分析医学趋势和信息,满足医院临床、科研和教学实际需求。

(一)学科化服务

1. 学科化服务的内涵

学科馆员服务是一种服务模式,职能有协助组织、搜索数据库、承担信息资源内部存储传输,并提供信息内容和资源的综合利用。图书馆应当以其文献资源为储备,学科馆员的专业知识和技能为支撑,全馆成员的协同合作作为途径,建立面向每个单位或研究小组的服务模式。将传统服务转变为主动的专业服务,有针对性地对所提供的服务进行跟踪和观察,为特定的服务对象提供满足其个性化和实际需求的信息服务是学科服务的核心内涵与关键环节。

2. 学科化服务的内容

目前,国内学者对学科服务的定义存在一定的争议。由于不同医院对学科建设的关注不同,图书馆服务提供的内容也有所不同。但是它们可以高度概括为两个方面:一是科研服务,主要有整合资源、项目追踪、向用户提供专业培训和信息推送等手段;二是服务基础教学以及电子教学课程,自主开发多媒体互动课件,提供指导和建议。

具体来说,学科化服务的主要内容包括:(1)通过宣传推广保证图书馆资源、服务和工具的有效利用;(2)为用户提供即时的参考咨询服务,增强用户的互动感和服务体验;(3)做好对主要用户群体的培训,提高用户利用信息、利用图书馆的能力;(4)优化图书馆信息内容,为用户营造良好的信息环境,提高用户对信息技术的利用率;(5)发现用户市场需求,根据需求挖掘各学科信息并将其推送给用户,以提升用户对学科领域相关信息资源的了解程度;(6)为医院的重点科研团队提供全面的科研支持服务。

3. 学科化服务的特点

(1)具有专业精神,这体现在专业知识和专业分工两个方面

专业学科图书馆的馆员不仅要充分掌握信息数据库的检索技能,而且还必须具有相应专业学科的专业指导以及科学知识和经济背景,以便为高水平的人提供完整的信息支持。专业分工意味着工作团队将根据选定的特定专业或新兴学科领域努力建立有针对性的服务,在前线进行持续深入的研究,并设计出可以满足有特定需求的个性用户全面而专业的信息内容。只有专业,才能保证所提供服务的质量水平和效果。

(2)增值,体现在对信息提取、整合和再创造中

学科专业服务针对用户面临的使用其现有知识和能力无法解决的问题,提供完整的解决方案。学科馆员通过对检索到的大量信息的提取、整合和编辑,形成解决方案反馈给用户,帮助用户提高生产效率,实现科学知识资产的增值。增强用户应用科学知识的能力,并通过一系列活动促进实用知识的发展,这才是图书馆继续为学科服务的真实而具体的目标。

(3)创新,表现为方式创新、机制创新和知识创新

学科馆员具备其服务学科的专业背景,同时掌握了从事信息服务所需的知识和技术能力,可以充分调动图书馆的各类优质资源,并利用技术、工具实现知识的重组与创新,帮助用户解决问题,充分体现了学科服务所提供的服务理念创新。

(二)学科馆员

所谓学科馆员,是指有图书馆和信息学科的背景,熟悉图书馆的各种文献信息资源,以及拥有该学科的专业知识,熟悉该学科的教学和研究状况,并具有为教学和研究特定主题提供参考服务能力的高级参考图书馆馆员。

学科馆员最初是在美国和加拿大的中型研究型图书馆产生的。1981年,美国卡内基梅隆图书馆全面实行学科馆员制度。之后,俄亥俄大学图书馆很快推出照片馆员和免费导游。随后,加拿大部分地区实行学科馆员制度。1998年,清华大学图书馆进行了学科馆员的实践,并正式宣布我国学科馆员管理制度开

始启动,这立即引起图书馆界越来越多的关注。北京大学、上海交通大学、西安交通大学、东南大学等500多家图书馆相继建立了基础学科图书馆副馆长制度。

1. 信息时代学科馆员面临的压力

(1)来自用户及外部环境的压力

网络环境使图书馆整体上显示出更加明显的多样性和知识性。学科领域的助理研究馆员为各种基础和专业的深入研究和专业学科提供服务,这些已成为图书馆的新技术主体。尽管信息技术的迅速发展增加了用户对信息内容的访问,但是在互联网环境的影响下,信息资源非常分散,这将增加用户查找所需信息的难度。用户需要图书馆能够提供人员服务,以便获取系统和高质量水平的相关信息,这给图书馆馆员带来了巨大压力。

(2)来自图书馆内部的压力

智慧图书馆给学科馆员带来的巨大压力是多方面的。首先,大多数用户可以通过互联网获取所需的信息内容。其次,在相关的信息环境和网络中,对通信线路的要求非常高,因此很难保证软件系统的维护。最后,现代综合数据和数据库中数据的研发和生产速度正在迅速加快,但是越来越多的用户对信息语言不太熟悉,因此很难获得信息的内容。在传统的小型环境中,图书馆馆员会提供完整且耐心的服务,对简单内容的答疑服务。在信息时代,图书馆馆员应在走出图书馆的基础上,积极探索并为更多用户提供针对性的信息,全面掌握图书馆中相关信息的高质量资源,为用户提供全面、高水平和深入的服务。

2. 信息时代学科馆员的素质要求

第一,学科馆员应该不断培养对信息的敏感度。学科馆员应该善于捕获、发现和存储文档的最新发布信息。应该承担高质量资源的检索,各种资料的收集和整理,并推动出版清单导航图的建议和系统指导,可以提供深入的研究。根据医学和卫生保健的需要为专业学科提供服务,为主题开放数据库检索提供专业服务,并为专业教学和学术研究提供全面的决策和参考服务。

第二,学科馆员应该继续学习与图书馆科学、信息材料科学和临床医学信息科学相关的基础知识。

第三,学科馆员需要具备搜集互联网上各种专业信息服务的能力和技能,积极了解并满足用户更多的需求,以实现从普通馆员到学科馆员的转变过程。

第四,学科馆员要恪守职业道德,具有创新精神,增强自制力,继续学习,全面加强基础素质建设,认真做好参考咨询服务工作。

第五,医院图书馆主要为医务人员及医学专业研究和教学人员服务。因此,学科馆员必须熟悉专业学科的历史演进和发展成果。如果学科馆员有学科的专业实践知识和综合研究能力,可以比普通图书馆馆员更好地开展工作。

最后,学科馆员应具有良好的外语和计算机操作水平,学科馆员应该能够将外语材料翻译成中文,能够熟练地使用电子计算机检索系统,并且能够广泛地收集和处理信息。

3. 学科馆员队伍建设

学科馆员应当具备其服务学科的专业背景,掌握图书馆馆藏资源情况和利用方法,为某一学科的研究工作提供有针对性的服务。

学科化服务需要以人为本,以学科馆员为核心。利用学科馆员的专业知识和技术,为相关学科研究提供个性化的资源支持和服务;还需要拓展与用户交流的途径,在通常交流的前提下,发挥创新作用,帮准用户解决问题,为课题研究提供完整、系统的服务。

(1)提高医院图书馆学科馆员的信息服务意识

对基础学科馆员进行教育培训,提高学科馆员的综合素质和业务基础素质,建立和逐步完善学科馆员管理,定期对各学科馆员进行考核评价,提升学科馆员的服务意识。对信息内容和数据进行综合分类优化和整合,以评价体系和评价结果体系为基础,基础学科研究馆员积极提供专业服务,发现用户的需求,帮助和提高图书馆主要学科馆员的服务水平,为提高医院图书馆的工作效率发挥作用。

(2)培养高素质的学科馆员

培养一支高素质的基础学科馆员队伍,是研究型阅读图书馆的规划、建设和进一步发展的关键。图书馆工作团队的个人素质与主要学科专业服务的有效性密切相关。目前,学科馆员制度在国外已经普及并实施多年。专业图书馆馆员在图书馆工作前,需要获得学士学位和相关的专业认证。然而,我国许多图书馆馆员达不到学士学位。所以图书馆完成当前任务的基础是人员素质的提高,培养高素质的基础学科图书馆副馆长,能够满足学科服务的潜在需求,为用户提供学者型服务。为实现这一目标,学科资源的发起人、传播者、学科资源的教育者都应注重学科馆员的选拔与培养。

(3)加快引进复合型人才

医院图书馆受限于经费、理念等因素,学科化服务水平相对滞后,因此应当着重关注优秀人才的引进:一是大力引进具备相应学科和图情专业双学位的高端人才。二是根据重点学科和重点研究组的需要,选拔具有独特专业和背景环境的人员,具备图书馆和情报学的全部知识,并在各类信息提供中积累大量实践经验和技能。这是实施学科服务的绿色和可持续发展最快、最有效的方法和全面保证。

(4)建立选拔培训制度,形成科学的人才竞争和激励机制

加大对图书馆馆员的系统培训力度:一是提供大量的深造机会给具有丰富操作经验和进取精神的馆员,培养更多的中青年人才。二是对在职馆员进行专业培训,邀请图书馆其他部门的专业人士或资深的专家、学者向图书馆馆员教授经典理论、专业技巧和近期专业领域的研究成果,使他们把握专业发展的变化方向。三是委派馆员参加行业内外高端的学术会议,提供给他们更多和同行、服务学科研究人员交流的机会,加深学科馆员对图情和其服务学科的认识程度,提升其学科服务能力。除了需要相关机构的支持和协助外,这种机制的实施还要求图书馆认真开展统一协调工作。

(5)聘请退休资深专家或在职专业人士担任兼职学科馆员

资深专家具备坚实的学科专业基础知识,而且因为多年的研究工作,能够敏锐地捕捉相关专业的发展动态,让他们参与相关专业的学科服务,在了解用户需求的基础上,可以提供给用户更加权威的指导意见和文献信息,有时甚至可以帮助用户打破研究瓶颈。此外,他们的学术精神还将影响和驱使图书馆馆员改正

他们的学习态度,提高他们的专业素质。医院图书馆可以雇用对学科服务感兴趣的在职人员成为兼职学科馆员。他们对自己专业领域的研究现状和发展方向有更好的了解。

(三)医院图书馆开展学科服务的措施

1. 建立畅通有效的服务机制

学科服务机制的实现,要求学科馆员必须具备两个方面的素质:一是与其服务的学科之间密切联系,应当具备相应的学科背景或通过其他途径达到该学科领域的专业水平;二是充分掌握用户的需求,掌握直接收集和通过分析用户情况、反馈等得到用户需求的技能。同时具备上述两方面素质的学科馆员,通过图书馆虚拟平台或"微平台"、短视频等新媒体工具开展形式丰富、内容饱满的宣传推广,提升各学科用户对图书馆优质资源和服务的了解程度,优化用户的服务体验,进而促进图书馆的发展。

2. 编制学科动态研究报告

学科馆员要借助其具备的专业技能和相关知识,在其服务的临床科室的科研和教学中出一份力,同时还要持续追踪其服务科室相关疾病治疗方法、技术、设备的最新进展。掌握研究成果动态,每月准备两次主题动态研究成果的官方报告或是专题科研最前沿的信息内容。为跨专业学科的完美整合和学科考试提供完整的相关信息,为重大事件相关课题的应用和技术研究应用提供全面的相关信息,提高相关学科的信息内容规划和建设水平。

3. 构建学科信息服务平台

根据用户的潜在需求,学科领域的历史数据库和主要学科的现有用户共同创建信息专业服务平台,进行直接交流。该平台还可以参与组织和管理与学科相关的信息和资源,还可以正式发布与学科相关的科研信息内容,为学科提供立体、智能和系统的信息服务。

4. 整合医院管理过程中的信息资源

医院图书馆学科服务还应为医院的临床研究、科研和教学内容提供有力的保证。信息资源已集成到医院的管理中,从而为医院医疗管理模式的决策提供了基础。医院图书馆基础学科馆员可以对病人在医院的病情分布和比较进行相关统计分析,可为医院医疗设备和人事管理部门人员引进计划和分配办法提供参考。医院图书馆在引进各种新技术和新设备的过程中,分析新技术或新设备的应用情况和优缺点,提供深入分析报告,为管理人员做出正确合理的决策提供参考。

5.运用文献计量学方法为学科建设提供数据支持

运用多种文献计量方法,比较专业热点话题的时间分布区域,比较高吸引力文章的作者分布,对专业机构、学术期刊和会议的分布情况进行深入研究,并设置相关研究课题和关键词。通过对官方统计数据的详细分析,了解相关议题的现实情况、当前热点和主要发展趋势,为学科建设提供数据支持。

6.加强医院学科馆员制度建设

医院图书馆学科领域的服务发展相对较晚,许多图书馆甚至还未在学科领域设立研究馆员职位,基础学科研究馆员制度的建立和建设仍然很滞后,这就限制了医院图书馆学科服务的全面发展。为了确保医院图书馆服务的顺畅高效,有必要建立医院学科馆员的管理、整体评价、发展和约束机制。

(四)医院图书馆学科服务资源建设的发展方向

1.利用高效手段获取服务资源

明确信息资源挖掘的具体范围,明确信息资源挖掘的具体内容,然后根据相关主题从无到有,进一步完善挖掘顺序,从而有针对性地选择相应的主题,是医院图书馆学科服务资源建设的首要任务。所以,图书馆学科馆员需要对学科建设有深入、全面的认识,在信息资源采购、收集过程中要突出重点,避免资源浪费。此外,在信息资源的选择上,也要保证各信息资源相互独立,避免信息资源相互重叠。

2.医院图书馆学科服务资源实现个性化服务

假如只有高质量的资源,而无人知道或无人利用,其价值便无法充分发挥,同样会造成资源的浪费。医院图书馆可以将重点学科专业情报服务平台中建立的个人图书馆与用户的浏览记录和偏好信息相结合,实现信息推送内容的个性化设计,进而提升图书馆的服务水平。为满足用户的阅读需求,结合不同用户的阅读需求,利用身份识别、阅读偏好、各种信息的浏览次数等信息,然后针对上述所获信息数据进行详细分析,得出用户的个人阅读需求,并根据用户的阅读需求定制个性化资源服务,通过推送平台,向用户提供相关信息资源。

3. 医院图书馆学科服务资源的开发和整合

图书馆通过对凝练出符合用户实际需要的信息数据进行分析,可以为用户提供更高质量、更有效的支持知识创新和应用的服务,也可以了解用户在海量记录下的知识流程。对于图书馆学科馆员的个人能力提出了更高的要求,要求他们在"凝视、注视和凝视路径"上下功夫。图书馆学科馆员需要具有良好的信息洞察能力,关注新知识、新技术的出现;图书馆学科馆员既要发挥图书馆自身的资源优势,优化整合现有的信息资源,又要将其作为一种新的服务形式,以学科专家、教授、学科带头人等为目标,通过跟踪、研究、观察上述专家的信息,了解该专业领域未来发展的方向和基本情况,从而为相关专业用户提供服务。同时,加强与各专业医院的联系,促进图书馆学科服务资源的交流。

三、积极参与医院竞争情报分析

(一)医院图书馆竞争情报服务的发展

1. 发展竞争情报的竞争优势

SWTO分析法是管理学领域常常提到的一个概念,是由四个单词的开头字母组成,分别是机会、优势、劣势与威胁。以SWTO方法分析医院图书馆的内外部的各种优势以及不足,为医院情报工作做出合理的判断及规划。

医院图书馆中拥有着较为先进的设备与丰富的馆藏资源。当然,忠实用户群体也是医院图书馆中的一大优势。医院图书馆在进行信息资源的建设中,结合了数据库中的技术资源,为竞争情报的整理与搜集提供了诸多便利。企业开展竞争情报的投入过大,而医院情报部门完全可以就地取材,节约成本,高产出低投入,性价比高。

医院图书馆的工作人员拥有丰富的情报检索与搜集的经验。近年来,医院范围内实施的创新性医院的建设为医院培养了一大批专业性的人才,使得竞争的情报工作能够开展得更为专业。竞争情报服务要想发展就必须借助网络的优势,以多样化的手段建立网络信息库,构建全面的竞争情报系统。当前医院图书馆中较为丰富的馆藏资源,数字化的检索手段都是医院范围内的资源优势。

2. 进行情报分析的不足之处

医院图书馆馆员是综合性很强的一项职业,对专业要求很高。图书馆馆员必须要掌握专业的学科知识、图书情报知识以及专业的外语知识。图书专业管理员大多缺乏医疗知识,对于医学的信息掌握得并不充分。在医疗服务手段与服务内容的变革中,医院图书馆馆员的工作能力面临着挑战,开展情报竞争服务必须要提高馆员的专业水平与工作素养。在长期传统的工作影响中,图书馆的建设多数是以图书馆的资源保护为重点,在图书的实用功能中打了一定的折扣。医院图书馆服务缺乏个性化。

3. 开展医院竞争情报服务的目标

开展医院竞争情报服务的目标是提升图书馆的资源利用率,带动图书馆的业务升级,使得图书馆的作用与地位不断提升。

(二)医院图书馆如何进行竞争情报分析

1. 参与情报的搜集

医院图书馆首先应当仔细研究各类竞争信息,全面搜集相关情报。比如国内外该行业的新闻、人才的发展、各类设备的引进、专家的诊疗情况等,制定好切实可行的发展策略,为医院的发展提供良好的基础。

2. 情报知识的专业培训

医院图书馆馆员需要加强信息网络检索以及网络知识的学习,适应现代化的工作需要。

当前大部分医院的管理者对于情报的认识都不算充分,医院虽然具有社会公益价值,但如今医疗市场的发展从之前设备的竞争转变为现在技术服务的竞争。医院图书馆可以有针对性的对管理人员进行培训,逐步增强决策者的管理意识,使得决策者在决策时利用好情报。

3. 建立情报竞争系统

医院竞争情报包含的范围比较广,图书馆馆员需要用合适的软件,全面收集、分析、处理情报,设计出合理的竞争结构,进行系统的开发,保证系统正常运行。

4. 加强创新管理

医院图书馆在管理中应当实行创新管理,加大信息的开发力度,加强文献的信息使用。实施内部的优化与配置,打破传统的部门与业务之间的关系,塑造浓厚的创新氛围。

四、循证医学信息服务

(一)循证医学的定义

循证医学领域是指具有科学和确凿证据的临床诊断和治疗。一切医疗卫生服务必须以科学方法和充分证据为基础。循证临床医学的核心概念是充分利用高质量的临床诊断,深入的数据研究,判断患者的病情及相关治疗方法,以达到效果。实践经验和科学研究的直接证据是深入实践循证临床医学的必要条件。

(二)开展循证医学信息服务的必要性

1. 临床医学发展要求

21世纪,循证医学作为临床医学的发展方向,在医疗保健领域得到广泛应用。临床工作中,个人经验非常有限,临床经验和理论知识还远远不能满足实际需要。以循证医学为中心的医疗服务分析大量可利用的数据,能够帮助临床一线人员筛选出正确的文献,找出临床问题的答案。循证医学信息服务可以很好地指导临床实践。

2. 临床医师需要

目前世界上有超过25 000种生物医学期刊,每年发表的医学论文超过200万篇,但15%～20%的医学文献存在缺陷,而临床医务人员往往忙着从事检索、分析和评价工作,时间不足,无法做出准确选择。另外,临床医师对医学文献的检索与利用能力不高,大部分医师缺乏基本的文献检索能力,独立获取知识和建立临床知识信息困难。特别是循证医学证据检索分散、系统过于复杂,单靠文献检索知识是远远不够的,要想保证对相关文献进行准确、全面的检索,就必须花费大量的时间。因此,临床医生迫切需要得到图书情报专业机构的帮助。

(三)循证医学实践给医院图书馆信息服务带来的挑战与机遇

1. 循证医学实践对医院图书馆信息服务的挑战

20世纪和21世纪是循证医学的新纪元。在循证医学的科学实践中,医院图书馆信息内容专业化服务遇到严峻挑战。首先,临床医生和医务人员对医院图书馆的各种信息服务提供模式提出了更高的要求。常见的基础医学数据已经不能满足他们需求。其次,循证医学要求图书借阅服务提供综合信息服务,基于临床实践经验,以实际研究文献为中心的信息内容服务提供模式已不再适用。最后,将循证医学从业者分为最佳证据提供者和循证医学使用者。两者都必须具备丰富的医学知识、较高的英语水平和较强的智力分析能力。然而,目前医院图书馆大部分信息服务人员并不具备这些知识和能力。这是循证医学实践给医院图书馆信息服务带来的最大挑战。

2. 循证医学实践为医院图书馆信息服务带来的机遇

循证医学的实践为医院图书馆信息服务创造了良好的环境,具体体现在以下几个方面:一是有利于医院图书馆知识管理平台的研发和推广,有利于相关医学研究数据的开发、验证、改进和利用;二是帮助医院图书馆培养医学知识丰富、英语水平高、情报分析能力强的信息服务人才;三是循证医学实践在这个过程中不断成熟,医院图书馆的信息服务将成为寻找最佳证据的主要场所,医院图书馆也将随之不断发展壮大。

(四)新视角下的循证医学信息服务范围

医院图书馆开展循证医学信息服务过程中信息知识的智能转化,不仅可以指导图书馆的工作,而且可以回答医院图书馆循证医学信息服务的范围,并指导图书馆如何科学开展循证医学信息服务,探索在医院图书馆开展循证医学信息服务的具体方法。循证医学信息服务如下:

1. 协助临床医师凝炼问题

提出有效的问题比解决问题更重要。在提供循证医学信息服务时,医院图书馆应参与临床诊断和治疗活动的整个过程。协助临床医生将直接和客观的查询转化为可以检索的有效和规范性问题，最终的问题范围不应太宽，否则会导致准确性降低和文献过多；也不应太窄，否则会导致召回率不足和文献检索不完整。因此，在这个链接中，医院图书馆需要深入临床实践，全面考虑临床医生和患者的个性化需求，不断与临床医生沟通，并指导临床医生将简单的查询浓缩为标准化的问题。此步骤确定了后期的有效检索、评估和应用，为基于证据的医学信息服务的后续工作奠定了基础。

2. 根据问题实施文献检索

根据临床医生最终确定的标准问题，指导临床医生提取检索系统能够识别的主题词或关键词，利用现有的相关循证医学数据库，选择检索路径，构建检索策略，实现相关文献的检索和下载。通过对部分文献的有效阅读，判断所下载文献的相关性，必要时可根据需要与临床医生反复沟通，直到对文献满意为止。

3. 形成最佳的临床证据

利用严格的标准初步筛选和评价大量的文献资料，以书面形式为临床医生提供真实、可靠、有效的临床证据，将为指导临床医师正确开具处方、医嘱、形成治疗方案等临床决策奠定最为坚实的基础。

4. 临床效果评估，形成新的有效证据

医院图书馆馆员将证据提供给临床医生后，可继续参与患者的临床效果评估，协助临床医生总结以形成新的有效的证据，为今后这类患者的诊治提供参考。确凿的证据通常以文档信息内容的形式存在，医院图书馆馆员能为临床医生撰写新证据提供有效指导和帮助。

循证医学信息服务是一个循序渐进，不断重复、提高，呈螺旋式前进的过程。因此，需要图书馆馆员能够不断总结经验，保持与临床医生的有效畅通交流，其中重要的原则是深入临床，以真正的"临床图书馆馆员"（Clinical Medical Librarian，CML）要求自己，以临床医生和患者为中心，提供文献信息的深层次、高质量保障服务。

（五）新视角下循证医学信息服务方式

1.参与临床科室早交班、查房、专家会诊等活动

医院图书馆馆员通过参与临床诊断、病例讨论、相关专家会诊等一系列活动，可以弥补自身服务科室相关医学知识的不足。此外，也便于图书馆根据临床科室在诊疗实践中遇到的问题以及信息专业服务的规定和要求，制定实施更具针对性的临床研究服务，为临床科室提供更高质量的服务。

2.深入临床开展文献检索相关培训

医学文献检索是医院图书馆的专长，也是医学信息服务的重点之一。通过培训课程或讲座活动，由图书馆馆员向临床医生传授与文献检索结果相关的知识和使用大型数据库时的技巧和方法，可以使临床医护人员充分掌握数据库中的信息。

3.充分利用Web邮箱、QQ在线咨询等网络平台

临床诊疗活动中，医生将遇到的问题通过Web邮箱、QQ在线咨询等网络咨询方式反馈给图书馆，图书馆工作人员有针对性地进行解答。特别推荐的是在线咨询平台，图书馆工作人员能与临床医师进行实时交流，了解用户的需求，不断修正检索词和检索策略，真正帮助用户解决问题。

4.开展临床学科化咨询服务

学科化咨询服务是图书馆指派专人深入临床科室，参与临床科室相关讨论会议，根据科室需要，有针对性地开展培训、课题查新、指导论文撰写、提供文献信息保障等一对一的专门服务。

（六）医院图书馆开展循证医学信息服务的创新策略

1.医院图书馆循证医学资源体系的建设

（1）充分利用现有的检索系统

在寻找最佳的证据组合时，为了提取出更准确的过程结果，除了使用系统功能回顾数据库外，还必须结合主要临床医学文献大型数据库，如生物医学全科文献数据库（Excerpt Medica Database，EMBASE）医学领域及中医药相关文献阅读书目、最终数据库、医院管理相关知识库（CHKD）、中华生物学几乎囊括了所有

生物研究所的医学相关领域文献,可以形成比较丰富的循证医学领域的资源。

(2)有效整合网上信息资源

目前,在线循证医学相关信息和资源也可从教育部在线合作研究中心、EBM元搜索引擎获得。以发表系统综述为主的循证医学,可以利用高质量的循证医学科学信息内容资源获取数百甚至更多。这些优质资源对医院图书馆循证医学资源体系的规划建设起到了显著的作用。

2. 医院图书馆循证医学信息服务的人才培养

(1)改变传统服务观念,树立循证医学信息服务意识

随着医院图书馆信息内容服务方式的变化,服务人员的身份和专业服务意识也应随之改变。具体内容和相应措施如下:首先,提高医院图书馆信息服务提供者的素质,系统地形成终身教育观念,扩大知识量。只有这样,才能帮助医务人员快速找到所需证据;其次,医院图书馆信息内容服务人员必须转变服务理念,树立循证医学相关信息服务意识,以满足服务需求;最后,图书馆信息内容服务工作人员必须不断培养信息内容行为意识,在应用中对各类信息具有敏感性,重视对信息内容的系统收集和利用,以及提高对各种循证医学科学信息内容资源进行筛选和重组的综合能力,为临床医务人员提供全面、实用、科学的知识。

(2)重组知识结构,提高整体素质

在医院图书馆的循证临床医学信息服务中,需要服务人员提供相关信息,这需要服务人员具备以下科学知识和技能:一是循证医学的基础知识。需要医院图书馆提供信息服务的人员充分掌握循证医学的基础知识,掌握循证医学的原理和技能。二是图书馆的各种信息和知识。熟悉医院图书馆的工作业务流程,掌握在循证医学中提供各种信息服务的常用方法和技巧,从而充分发挥循证医学提供的服务。三是医学基础知识。在医院图书馆工作,有必要学习和掌握分子生物学、心脏病学等基础医学知识,以便为临床诊断和医务人员提供信息服务。四是网络检索系统知识。信息内容的检索基本上是医院图书馆日常工作的全部内容之一,它需要相关的信息服务人员学习先进的信息技术,增强关键字检索的核心技能,并利用其强大的信息技术来实现快速的信息收集、最佳组合以及

对各种信息和资源的使用,这是快速数据库检索良好和结论性证据的大部分保证。五是英语能力。目前,循证临床医学的资源大多来自互联网、Cochrane图书馆、最佳证据数据库和egg技术的大型数据库。医院图书馆在建立循证医学领域的资源时,需获取我国循证医学领域外的其他资源。只有信息内容服务人员具备英语能力,才能够掌握国外循证临床医学信息,为国内医院图书馆引进更多具有市场价值的西方循证医学资源。

(3)全面实施继续教育

再教育是扩大知识面、提高文化素养的最佳途径。在临床医学快速、持续发展的今天,各大医院图书馆信息内容服务人员需要不断拓展自己的知识,特别是在循证医学和信息内容技术方面。继续教育可以采取多种方式实施:一是制定激励政策,提升信息内容服务人员身份,对获得资格证书人员给予适当的现金奖励;二是创建优秀员工队伍,提供更多教育机会,并开展循证医学领域的各种特定实践;三是通过网络进行自学,积极参加各种在线培训和讲座活动,不断提高知识技能。

五、重点学科的科研情报服务

为重点学科服务,必须有一套完整的科研信息服务体系。

(一)建立科研信息服务的战略思维

驱动用户是一种更先进、更具前瞻性的战略思维,可以为医院图书馆不断进行创新科研信息服务提供战略指导,在此基础上拓展新时期科研信息服务的理念。

1. 前瞻性响应科研服务

近年来,随着临床医学的迅速发展,相关的医学研究也得到了迅速的更新。医院图书馆重点学科领域的学术研究信息必须具有前瞻性。医院图书馆所提供的服务要随着社会环境和科技发展及时改变,要对学科科研和教学信息服务的战略意义做出更加准确的判断、前瞻性的回应和深入的思考,最终确定科研方向和目标。

2. 洞察科学研究情报服务的新机会

医院图书馆对科研信息服务的观察和判断,不应局限于重点学科本身,而应跳出重点学科框架,综合医院创新发展战略、智库建设等,准确观察科研信息服务的内在需求,发现科研信息服务合作的新机遇,结合服务和需求,提出医院图书馆和重点学科科研信息服务未来的发展目标,提高科研服务的信息研判能力和执行能力,为重点科研课题提供信息服务,为医院领导和职能管理部门提供全方位支持。

3. 提前预测,定期发布

医院图书馆信息服务人员应广泛收集重点学科的相关信息,进一步完善信息资源库建设。结合重点学科的研究方向,医院图书馆信息服务人员应将科研信息内容转化为与重点学科研究相对应的预测信息,提前研究判断下一阶段重点学科的研究课题和研究重点,并定期向用户公布。

4. 适时指导,客观引导

医院图书馆可以根据重点学科的发展情况为学科用户提供学科设置信息服务。医院图书馆基于流行的学科研究主题,在收集和总结各种学科信息的基础上,结合学科研究的时机,向用户提供专业的学科定位指导,在学科研究发展的过程中,医院图书馆为学科研究提供客观引导。通过对学科研究和信息的研究与判断,使信息工作与科研建设相辅相成,相互促进。

(二)准确定位重点学科的信息需求

1. 分析用户行为,合理配置用户需求

着眼于重点学科的用户资料的构建,将有助于医院图书馆清楚地了解重点研究对象的相关研究核心领域和他们想要获得的高质量资源或服务以及实际需求。

同一家医院的同一重点学科领域,用户对学术研究信息的实际需求也存在明显差异。根本原因是用户的持续学习和深入研究情况不同,需求必然会有所不同。医院图书馆可以将用户年龄、专业职称和发表论文的数量相结合,掌握不同用户科研信息需求。

2. 掌握研究需求并提供个性化服务

(1)建立情感联系对于科学研究服务至关重要

内心情感接触的最终目的是准确把握用户和科研的实际需求。重点内容和基础学科的科研服务包括各类资源建设和重点学科综合评价。科学研究工作的信息服务也应该与之相适应。

(2)动态调适服务,充分满足个性化科研需求

医院图书馆团队应准确掌握重点学科用户的各种信息,持续关注用户,发现用户实时的动态需求,及时进行观念创新,全面拓展科研信息服务,并逐步与学科的关键内容用户建立长期合作关系。在持续服务升级的背景下,根据用户需求,制定并实施相应的服务策略,最终形成相互依存、互利共赢的创新突破,为高效优质的服务提供坚实的基础。

六、健康知识服务

(一)公共卫生和健康科学普及信息服务的现状

1. 公共卫生信息服务现状

健康中国战略在实施过程中,人们的健康意识不断增强和发展,但由于管理制度和运行机制不健全,特别是在知识和信息日新月异的今天,网络医疗健康信息存在来源庞杂、质量参差不齐等问题,给人们造成不少困扰和伤害。因此,有必要改善我国公共卫生信息服务的现状。

2. 公共卫生信息服务战略

(1)为了健全医院图书馆服务运行机制,医院图书馆应加强科室协作、科研、质量管理、对外交流与合作;整合院内外医疗信息资源,建立健全健康信息库,研究和管理评价体系;健全人员配置和结构,建立健全健康科学专家库,领导专业管理和科研队伍,定期对社会热点卫生信息进行调研,为公众提供准确易懂的卫生信息服务;调查医院图书馆用户对健康信息的需求和获取途径,并对图书馆文献进行分类和检索。

(2)开拓医院图书馆电子数据服务,跟上网络医学的发展,建设网络医院图书馆,实现信息化。借助信息化建设,为图书馆资源共享、拓展服务开辟新途径。

（3）创新信息交流。医院图书馆推广服务将健康信息服务与医院健康教育宣传工作结合起来，开展各种创新宣传和推广活动，并利用医院官方网站、宣传海报、宣传手册等，做好推广、解释及其他资讯服务，以引导公众安排治疗及等候时间，充分利用医院图书馆的资源。

3. 健康科学普及信息服务中的问题

近年来，随着公共卫生科学知识的逐步普及，出现了一些问题。首先，各种健康信息充斥各地，一些虚假信息容易误导用户。信息主题跟风严重，整体风格单一，重复性强，缺乏严谨性。其次，不同的权威专家提出不同或相反的观点，给公众造成了极大的混乱。最后，医学知识晦涩难懂，公众难以掌握正确的健康知识。

（二）医院图书馆与健康知识服务

1. 医院图书馆为公众提供保健信息服务的情况和意义

（1）公众健康知识供应和人民群众对健康知识不断扩大的服务需求不一致，不能实现群众公共卫生素养的提升。公共卫生素养指的是公众获得和理解基本健康信息和服务，并将其应用于维持和促进自身健康的正确决定。医院图书馆基础设施以及大型医疗机构的重要职能部门，其服务更易为公众所接受，使公众获得卫生知识和信息。

（2）为了满足医院和医院图书馆改革和发展的需要，医院图书馆一直在寻求展现其价值，拓展其生存空间，这通常需要突破现有医院图书馆领域，与外界建立新的联系。国内外研究表明，公共卫生信息能够加强患者与医疗机构之间的沟通，改善医患关系。

2. 医院图书馆开展健康知识服务的优势

医院图书馆是一所专科图书馆，具有医学、药学、医院图书馆学、智能等专业人才和知识结构的特殊的场所、平台和管理系统，有较先进的设备和较成熟的网络信息技术，医院图书馆依靠医院的力量，积累了丰富的研究成果，在健康的信息的整合与传播过程中具有权威性、全面性和便利性的特点，与其他机构相比，具有一定优势，可为公众提供更为全面的健康信息。

(三)医院图书馆健康知识服务面临的问题

医院图书馆除了承担自身的责任和主要任务外,在国家"大卫生"战略背景下,还存在着"大卫生"知识服务不足的问题。

1. 对公众健康保健信息需求认识不足

医院图书馆的服务对象主要有医院各科室和培养的医学生,其服务特点为重视医学教育、重视终身学习、重视科研、重视证据实践。医院图书馆较少为社会公众提供健康知识服务。医院图书馆应更好地融入到公共生活中去,按照《2030大健康规划纲要》的要求,开展卫生知识专业服务和技术应用,制定相应的发展战略框架、组织愿景、角色转变、服务目标,充分调动人才的知识和智慧,在"大卫生"领域中发挥核心作用。建立生态链的公共卫生知识服务,更好地发挥图书馆在医院各服务环节中的作用,为"大卫生"决策和实践提供依据与支持,为新型卫生知识服务系统的建立和医疗卫生效率的提高提供强大的支撑和动力。

2. 在满足公众健康期望的过程中,需要纠正服务习惯

医院图书馆作为一种新兴的知识服务模式,在满足人们对"大健康"的期望值方面表现得尤为突出。但它不对外提供服务,其服务对象主要是医院内的用户,对"大健康"这一新兴的知识服务模式缺乏认识。所以,医院图书馆应当树立新的知识服务理念,改正旧的知识服务习惯。

3. 健康保健知识服务公众信任和依赖性有待提高

当下,网络健康知识的数量大,难以识别真假,加之公众缺乏对医院图书馆的认识,馆员们缺少卫生保健知识培训,造成公众对医院图书馆信任度和依赖性不高。提高公众对医院图书馆的忠诚度,增强潜在用户的满意度,是医院图书馆提供健康保健知识服务的重要目标。

4. 第三方开发平台的技术和模型尚不完善

公共卫生事业是一个涉及医疗产业链的知识产业。目前,"医院图书馆+全民健康"知识服务尚处于初步探索过程中,服务模式尚不成熟,可供选择使用的第三方平台技术和模型也不完善,不能支持整个产业的妥善运行。

(四)医院图书馆开展健康科学普及信息服务的关键因素

1. 建立健康知识服务体系

建立以学科化、专业化、智慧化为目标,以合作、研究与技术为基础的"医院图书馆+大健康知识服务"模式,其途径为:

(1)设立多元学科服务

多元的学科服务体系,应当以信息素养教育、文献供应与分析等基本学科服务为基础,通过提升馆员的综合能力,建设医学信息多元学科服务队伍;应用自动化的数据挖掘技术实现对医院图书馆资源的挖掘,尤其要密切关注"大健康"相关领域的资源信息和发展动态,并进行长期跟踪,从而使"大健康"服务更好地开展,为公众提供优质的医疗服务。

(2)建立专业服务团队

根据文献计量分析的结果发现,目前医院图书馆服务团队的建设是组建"大健康"专项服务队伍,然后根据医学知识应用对象、实验方法、结果比较、引用数据和环境等方面的需求,为服务团队配备相应的工作人员,同时制定合理的管理制度、服务标准和计划。"大健康"专项服务队伍,可以向医院各科室工作人员提供技术资料,提升服务层次,确保健康科学普及信息服务工作的高效有序。

(3)专业服务的精确化

医院图书馆在"大健康"知识服务中的知识获取、服务方式、知识共享、利用等方面都应体现出其专业文献服务机构的专业性。凭借其对情报信息的敏锐感知,迅速、准确、全面地将有价值的知识从大量错综复杂的信息中分离出来,借助医学专业信息的积累使"大健康"知识服务更细致、精准、专业,从而促进"大健康"模式的普及、推广和稳定运行。

(4)智能服务实现高效率

以空间设施为基础,综合利用物联网、云计算等技术实现知识服务、构建知识共享体系,优化用户在进行信息查询、阅读等行为时的用户体验,让医学信息资源达成一种整体上可被感知的状态。这样的服务模式不仅可以使用户快速通过阅读学习获得问题的解决方案,而且还有助于医院图书馆馆员工作效率的提高,为高效智能服务的实现奠定良好的基础。

(5)实现多元机制的共赢

"大健康"服务模式的实现,涉及多个产业链,需要跨行业的协同合作。因此,医院图书馆应当联合其他知识拥有者(例如海量数据的管理者、数据分析者、软件开发者等)和知识的提供者(包括各级医疗机构、卫生保健专业机构等)一起工作,争取双赢。

(6)加强广泛和深入的研究

科研能力的提高,需要图书馆加深用户在"大健康"领域的知识需求,明晰自身对文献资料的组织和管理,规划并把握好长期和短期的服务目标,向用户群体提供更符合其个性化知识需求的精准知识服务,熟练应用不断革新发展的高新技术为"大健康"建设发展提供专业信息服务。

(7)先进的信息技术支助

为了实现高效率、高质量的"大健康"知识服务,保障"大健康"模式的稳定拓展,医院图书馆必须提供大量的知识和前沿的应用技术作为支撑。因此,应当根据需求特点在医院图书馆内部设立医学信息分析实验室,实现对文献资源的挖掘及对其中潜藏知识的构建和展示,提供既有广度又有深度的高质量医学知识。此外,还应当重点关注对馆藏医学文献资源的建设和利用,通过知识组织关联技术等技术为"大健康"建设及时提供新的信息服务。

2. 建立流行卫生科学信息资源数据库

医院图书馆中资源的收集具有专业性和科学性,但是可以直接提供给非医学专业人士以供大众阅读的资源较少,医院图书馆工作人员应积极与公众沟通,并思考如何使用简单而有趣的方法将复杂的医学知识转化为各种易于理解的知识。用科普阅读材料、知识普及、音视频材料、有趣的游戏等,构建健康、科学的资源库。

3. 完善新媒体资源

通信技术和网络技术的飞速发展,改变了人们获取信息的方式。医院图书馆应该适应当前发展情况,改变服务的观念,开发新媒体资源,丰富卫生科学信息资源库,拓宽科学方法传播平台的渠道。并且通过使用云计算和大数据等技术手段来实现准确的专业服务交付,从而提高医院图书馆的服务水平。

(五)医院图书馆开展健康科普信息服务的途径

1. 传统的纸质传播

医院图书馆可以通过科普广告、科普挂图和科普书籍普及健康以及医学领域的各种知识。

2. 网络信息传播

目前,人们对信息的快速获取主要依靠互联网和手持设备等方式。医院图书馆可以通过网站、微博、微信公众号,逐步建立科普宣传平台,开展各类信息的发布,普及健康知识,使公众随时随地高效地获取医学信息。

3. 视频传播

视频传播比文字图像传播更加直观,使公众更容易理解。例如,人体吸收药物的问题,文字描述所使用的词语晦涩难懂,对于没有临床医学知识的公众来说,是非常复杂和难以理解的。但是,通过视频动画,公众可以看到口服药物的运动和吸收过程,这降低了公众接收科普知识的难度,增加了公众对医学知识的兴趣。

4. 举办科普讲座

医院图书馆可以利用自身的优势,定期与当地卫生职能部门、疾病预防控制中心开展合作,积极邀请医生去社区、公司、机构、学校等开展讲座,使公众能够掌握健康科学知识,养成良好的生活习惯,树立健康意识,进而改善人们的生活和健康状况。

5. 建立患者图书馆

公众常选择利用互联网查询疾病特征、病因、药物治疗方法以及疾病预防事项。但互联网信息内容混杂,一些欺骗性的商业广告随处可见,会造成患者经济损失,恶化病情,延误治疗。

20世纪70年代,国外有医院建立了健康教育图书馆和病人教育图书馆,为病人提供完整的健康服务。如今,一些国家的患者图书馆已经规模化,美国、日本、新加坡、英国等国的患者图书馆则相对成熟。美国医院图书馆最突出的特点是患者、家庭成员和普通民众都有权免费获取书籍。日本一些医院图书馆配备了车辆、图书馆馆员、设施设备等,可以购买保健、医疗等科普知识书籍和视频资料,方便老年患者、患者家属和部分居民获取医疗卫生信息内容。而中国为病人提供全面的文本阅读服务的医院较少。建立患者图书馆,为患者提供治疗和家庭信息服务,使患者更容易接受疾病并积极治疗,有助于建立更和谐的医患关系。

6.探索健康信息素养教育

近年来,国外开始对健康信息素养教育投入较多的关注,与之相关的高质量研究论文有22篇,研究主题涉及到健康信息素养教育的必要性、可行性和用户类型等方面。我国对健康信息素养教育的研究较少,但实际上健康信息素养教育是图书馆健康信息服务的核心服务内容。图书馆的类型和地域影响着其服务内容和方式。因此,国内应当加强重视程度,重点开展健康信息素养教育,进一步探索如何根据当地情况开展健康信息素养教育,以及如何评价健康信息素养教育的具体效果。

七、决策咨询服务:图书馆服务的新挑战

(一)参考咨询服务与决策咨询服务的区别

从严格意义上讲,参考咨询专业服务是图书馆的网络业务,其提供的服务是决策过程中的相关信息等任务。参考咨询服务通常由信息内容专业机构和国内机构共同承担信息咨询。图书馆参考咨询服务始于20世纪80年代,为了更好地帮助用户取书,图书馆开展阅读指导服务,并在阅览区设立了咨询台。

重要决策信息咨询服务从信息相关研究内容开始,从提供更多特殊信息内容到项目研究,再生成问题咨询分析报告。信息内容专业化服务也在进一步拓展。这种单向渠道的服务交付模式已经被打破。情报部门和其他机构的一些研究成果试图探索如何将它们整合到一般用户问题的具体解决方案中。这两个过程都是为了进一步扩大情报问题咨询专家的工作范围,帮助用户最终解决遇到

的困难。

（二）决策咨询服务在医院发展过程中的必要性

近几年，图书馆的决策咨询服务在医院等科研机构发展很快，有自发性，也有医院需求。这主要有两个原因：第一，医院改革和发展的需要。部分医院在近几年来为适应新形势的发展，设立了政策研究部。鉴于这些部门需要参考大量的资源，医院图书馆有必要提供资料；第二，对医院绩效进行综合评价和考核。鉴于业绩评估主要采用定量的方法，医院图书馆常常需要评估各种评估工具，并提交基于这些工具的综合分析报告。通过一段时间的积累，医院图书馆馆员逐渐掌握了调研咨询的技巧，经常有机会参与高层决策讨论，甚至成为医院智囊团。

（三）医院图书馆所能提供的决策咨询服务范围

1. 医院图书馆为医院管理部门提供决策建议

充分发挥医院图书馆数字资源优势，综合运用各种文献计量分析工具，对学科发展数据进行多渠道、多维度的分析整理，运用可视化分析工具，形成优势学科或重点训练学科的综合体系。一方面为医院学科优先发展提供了详细的数据支持；另一方面为科研人员的发展决策提供决策支持，为科研人员的经费投入和管理提供决策参考。

2. 医院图书馆为人事部开展人才评估工作提供数据支持

基于学术成果的人才评价服务是医院图书馆的发展方向，近几年得到了越来越多的关注。对人才引进和高端科技人才的评价，应包括个人素质、学科、教学、科研能力、成果等方面。医院图书馆应运用科学文献索引（Science Citation Index Expanded, SCIE）和基本科学指标数据库（Essential Science Indicators, ESI）数据库，对与医院学科相关的高水平科学家、高水平研究人员进行分析和比较，并对其科研影响力、发表论文比例等方面进行分析，为医院实现人才引进提供精确的数据支持。

3. 医院图书馆为科研队伍提供科学研究和决策支持服务

作为为科研团队提供科研决策支持服务的一项重要工作，决策支持服务是医院图书馆的重要组成部分,它能全面、准确地为医院提供数据保障;作为医院科研成果展示中心,它能主动收集各类科研成果资料;作为整合、整理、索引科研成果数据库和自身特色数据库的重要场所,它能使图书馆拥有更广阔的研究空间。科学研究决策支持服务是医院图书馆深层次服务创新的体现,是新时期图书馆价值的体现。医院图书馆开展科研决策支持服务,应从医院自身特点和需求出发,合理定位,寻找特色与差异,形成自身的发展特色,只有这样,才能为医院信息化建设提供强有力的支撑,使医院图书馆成为高水平知识服务机构。

八、面向医院学科建设的信息服务

(一)学科信息资源建设

根据医院的基础学科规划和建设规划,尤其是重点学科的需求反馈信息,制定收集系统高质量文献资源的新方案,重点基础学科的资源可以达到深入研究的水平和整体水平的总体保证。医院图书馆可以建立用户推荐制度,它包括在线出版书籍推荐、外国书展网站推荐等,以满足学科出版新书的需求。同时,收集广泛的临床专业课程考试指导材料,并根据课程内容和学科分类,建立学科特色鲜明的书库。

医院图书馆主要学科的成果数据库可以收集并连续保存医院目前各种学术研究成果,例如书籍、博士学位论文、专利、演讲内容、课件等。

(二)医学信息素养讲座服务

医学信息素养是医务人员培训的重要内容之一。在长期的理论实践中,有关专家学者共探索出了30多种具体形式的医学信息文化素养专业培养模式,包括全院现场授课、各科室课程持续深入培训、预约授课、全过程在线教育等。

(三)学科信息推送服务

在专业学科建设的过程中,医院图书馆必须持续关注学科的最新发展,关注行业的前沿领域,及时制定和调整重点学科的进一步发展规划。广泛收集学科整体发展的各种信息,并进行适当的组织和处理,为医院学科领域的专家提供数据参考。

（四）学科信息分析服务

1. 决策信息服务

在医院中,应通过数据和相关信息更全面、有效地支持专业受试者评估和特定计划的制定。根据学科建设和医院日常医疗管理重要决策的需要,提供全面的数据收集、整合和优化,以及详细的分析和评估服务,并可以表征医院研究学术状况和影响力。具体内容方法如下:监测我国优秀学术论文的动态状况,包括学术论文、高被引论文和热门发表论文,对实际结果进行深入分析,提交医院管理层及核心职能部门,为科研绩效考核和学术科研重要决策提供完整参考。

2. 学科态势分析

面对具体的专业学科,医院图书馆可以用情报学的方法快速确定原作者群的核心点、经典文献、相关研究发展的背景和当前的热点。根据课题要求进行项目查新、代理检索,并提出项目建议。医院图书馆可以提供全面的循证相关信息,深入研究动态,详细分析科研教学竞争优势。对基础学科的分析有助于帮助更多的用户从复杂的信息中快速提取更准确的内容,从而及时掌握最新研究成果的重大进展,提炼出学科持续发展的方向。

3. 学术不端防范指导

近两年各监管标准单位相继出台相关政策,提高文章作者对学术研究不端行为的意识,以避免在媒体上发表论文时可能出现的不当行为风险,医院图书馆可以开展预防学术不端行为相关服务,如引入各种论文相似度检测工具,具体指导论文写作。

参考文献

［1］ 包海英.网络对医学图书馆服务的影响［J］.世界最新医学信息文摘,2018,
18（23）：176.

［2］ 包海英.信息化时代医学图书馆个性化服务的必要性探讨［J］.世界最新
医学信息文摘,2018,18（25）：173.

［3］ 初景利,段美珍.智慧图书馆与智慧服务［J］.图书馆建设,2018（4）：85-95.

［4］ 程焕文.资源为王服务为本技术为用［J］.晋图学刊,2020（1）：2-10.

［5］ 曹娜,肖冰,何芸.高校信息素养教育的跨学科反思［J］.三大类型图书馆事
业,2018（2）：74-78.

［6］ 曹海霞,汪庆.国外图书馆公众健康信息服务综述［J］.中华医学图书情
报杂志,2019,28（6）：63-68.

［7］ 程焕文.浅谈高校图书馆发展趋势［J］.图书馆论坛,2018（7）：58-61.

［8］ 初景利.数字化网络化与图书馆服务的战略转型［J］.图书与情报,2017（1）：
92-104.

[9] 初景利,赵艳.图书馆从资源能力到服务能力的转型变革[J].图书情报工作,2019,63(1):11-17.

[10] 陈玲,张红伟,王春梅.现代公共文化服务视角下医学智慧图书馆建设研究[J].医学信息学杂志,2020,41(3):82-85.

[11] 初景利,高春玲.新时代图书馆与图书馆学的重新认识——兼论图书馆学教育的本原回归[J].图书情报工作,2020,64(1):25-31.

[12] 初景利,张颖,解贺嘉.新时代图书情报专业研究生核心能力调查与分析[J].图书情报知识,2019(5):15-53.

[13] 初景利,段美珍.从智能图书馆到智慧图书馆[J].专家视点,2019(1):3-9.

[14] 陈小忠,尹东宁,陈励和,陈春英,张园,杨继玉.医改环境下医院图书馆生存与发展策略[J].中国医院,2013,17(3):77-80.

[15] 柴荣,任慧玲.医学图书馆面向公众健康的科普信息服务[J].中华医学图书情报杂志,2016,25(12):53-56.

[16] 崔春玲.医院图书馆的服务创新[J].中华医学图书情报杂志,2017,26(3):54-68.

[17] 丁亮,夏洞明,董群.公共图书馆创新人才现状分析及培养对策研究[J].图书馆情报工作,2015(S2):8-13.

[18] 段美珍,初景利.国内外智慧图书馆研究述评[J].理论研究,2019(3):104-112.

[19] 董丽.用户画像视域下医学院校图书馆精准服务策略研究[J].图书馆学刊,2020(2):41-45.

[20] 付兆聪,张子娟.医院图书馆微信公众号服务研究[J].图书馆学研究,2020(16):41-49.

[21] 高媛.智慧图书馆三个核心问题辨析[J].河北科技图苑,2019,32(3):92-95.

[22] 甘新,郭媛,罗瑜.公共图书馆人才队伍建设研究——以广西壮族自治区图书馆为例[J].图书馆界,2018(1):58-66.

[23] 管凤贞,黄毅敏.供给侧结构改革下医学院校图书馆服务转型升级的有效路径[J].图书情报导刊2019,4(1):7-11.

［24］高颖.基于大数据的地方高校智慧图书馆建设研究［J］.情报科学,2019,37
（3）:38-41.

［25］高婵.图书馆智慧馆员素质实现路径探究［J］.智库时代,2019(39):119-120.

［26］郭春凤.新时代智慧图书馆建设路径研究［J］.图书馆学刊,2019(11):22-25.

［27］顾春耘.医院图书馆读者对电子资源的利用及改进信息服务的措施研究
［J］科技资讯,2016(36):24-26.

［28］高莉,张倩,潘志琳.医院图书馆知识服务模式与实践［J］.中华医学图书情
报杂志,2017,26(11):73-75.

［29］胡颖文.独立学院图书馆人才队伍建设的路径探究［J］.人力资源管理,
2019（35）:101-102.

［30］黄文生.基于大数据环境的情报信息精准服务研究［J］.河南图书馆学刊,
2020,40(8):72-73.

［31］回胜男.加拿大 iSchool 院校跨学科人才培养模式研究［J］.图书馆建设,
2017(4):84-89.

［32］侯丽,康宏宇,钱庆.医学图书馆公众健康知识服务平台的构建与应用实
践［J］.图书情报知识,2018(2):40-76.

［33］蒋科.大数据环境下医学信息服务平台探究［J］.智慧健康,2018(28):21-22.

［34］纪红艳.新时代智慧图书馆建设路径探究［J］.兰台内外,2020(10):59-60.

［35］季汉珍.医学情报信息嵌入式服务在医院综合管理中的作用［J］.现代医
院,2019,19(11):1616-1618.

［36］李镇华.智慧图书馆知识服务延伸情境构建研究［J］.科技文汇,2020
（24）:188-190.

［37］李博英.自贸试验区新片区新型国际贸易发展与上海国际贸易中心建设
［J］.科学发展.2021,(02):58-67.

［38］刘海萍.大数据时代医学图书馆人才队伍建设的思考［J］.中华医学图书情
报杂志,2019(2):65-68.

［39］刘明信.近10年国内智慧图书馆领域文献研究分析［J］.情报探索.2020,

（08）：121-127.

[40] 李萍.论图书馆文化力建设[J].山东工商学院学报.2013,27(05)：121-124.

[41] 刘彦丽.泛在信息环境下的智慧图书馆服务——以北京大学图书馆为例 [J].图书 馆学刊.2014,36(07)：67-69.

[42] 刘小锋,李云波,马建军,孚肖肖,郑然.河南省技术转移现状评价及对策 研究[J].科技创新与应用.2021,(05)：49-52,55.

[43] 李金秀,徐跃慧.图书馆现代信息服务与传统信息服务比较研究图书馆 工作与研究[J].2014,(02)：26-30.

[44] 刘海燕.大数据时代医学图书馆特色服务的机遇与挑战[J].医院管理篇, 2016(7)：1076-1078.

[45] 李媛.高校图书馆决策支持服务研究概述[J].图书馆学刊,2018(12)：67-71.

[46] 娄亚莉.高校图书馆嵌入科研机构重大项目的信息跟踪服务实践——以 广东警官 学院珠三角公共安全研究所为例[J].图书馆学刊,2016(7)：1-3.

[47] 李若,邓学军,张帆.高校智慧图书馆建设规划实施对策研究[J].情报科 学,2019,37(7)：113-117.

[48] 李洋.高职院校图书馆人才队伍建设管理研究[J].传播力研究,2019,3 (15)：296.

[49] 刘小锋.构建"医学高校图书馆+大健康"知识服务模式与对策[J].中华 医学图书情报杂志,2019,28(5)：44—49.

[50] 刘炜,陈晨,张磊.5G与智慧图书馆建设[J].中国图书馆学报,2019(5)：42-50.

[51] 刘深璟.人工智能在智慧图书馆建设中的应用研究[J].传媒论坛, 2019,2(13)：126-127.

[52] 刘靓靓,任慧玲.突发公共卫生事件下医学图书馆公众健康信息素养教 育的实践与思考[J].图书馆杂志,2020(7)：104-123.

[53] 刘江宁,邢福军.图书馆学科馆员跟踪服务科研项目的研究与实践—— 以新疆师范大学图书馆为例[J].大学教育,2015(4)：185-186.

[54] 刘明信,兹艳青.图书馆在医院竞争情报分析与战略选择研究中的作用

[J].理论研究,2016(4):167-173.

[55] 刘培波.新媒体时代医院图书馆创新服务探索[J].中国医院,2017,21(2):66-68.

[56] 刘明信,兹艳青.图书馆在医院信息化管理方面的作用[J].中国管理信息化,2016(6):180-181.

[57] 黎梅,郭广军.大数据背景下高校智慧图书馆建设路径研究[J].湖南文理学院学报(自然科学版),2020(2):35-39.

[58] 李倩.医院图书馆创新服务方式探讨[J].中国医疗管理科学,2020,10(2)33-36.

[59] 刘明信,兹艳青.图书馆在医院竞争情报分析与战略选择研究中的作用[J].办公室业务,2016(7):167,173.

[60] 刘慧.智慧图书馆模式研究述评[J].西南民族大学报,2020(9):236-240.

[61] 莫小春.智能化时代广西医学高校图书馆馆员人才队伍建设研究[J].内蒙古科技与经济,2020(9):122-123.

[62] 闵司晨.国外叙事医学情报的发展与启示[J].中华医学图书情报杂志,2015,24(2):21-23.

[63] 蒲姗姗.智慧图书馆语境下高校智慧馆员的发展研究探析[J].山东农业工程学院报,2020,37(1):187-191.

[64] 平原青,殷涛.新时期医院图书馆管理难点及对策[J].现代企业,2020(6):32-33.

[65] 庞兴梅.医院图书馆青年馆员的培养[J].中华医学图书情报杂志,2019,28(4):77-80.

[66] 秦方,侯胜超,胡鸿.基于叙事医学理念的医院图书馆读书会探析[J].中华医学图书情报杂志,2019,28(3):20-23.

[67] 齐凤青,祝茜,王青春.浅谈如何做好信息时代的学科馆员[J].科技情报开发与经济,2011,21(2):54-55.

[68] 渠彩霞.人工智能在智慧图书馆建设中的应用分析[J].信息:技术与应用,

2020,21(8):150-152.

[69] 孙蕾,谢志耘,李晓霞.泛在信息环境下医院图书馆的生存与发展之路[J].事业发展与管理,2016(60):4-8.

[70] 盛铭,蔡德清.公众对健康信息服务需求的调查与分析[J].科技经济导刊,2019,27(15):132-133.

[71] 司莉,贾欢.美国iSchool图书情报学人才培养模式的特点与启示[J].图书情报工作,2015,59(20):38-43.

[72] 孙晓芳,网络环境下医院图书馆的信息服务方式研究[J].医院管理,2018,24(14):122-124.

[73] 宋红梅.循证医学实践和医院图书馆的信息服务分析[J].世界最新医学信息文摘,2016,16(92):174-175.

[74] 史嘉兴.大数据背景下医学图书馆学科馆员服务的探讨[J].世界最新医学信息文摘,2016(28):167-175.

[75] 田杰,娄钦,黄维茜,陈蕊,姚海燕,罗志宏.基于信息—知识—智能转化律的循证医学信息服务主体转型[J].中华医学图书情报杂志,2017,26(5):56-58.

[76] 田杰,罗志宏.医学图书馆嵌入临床循证医学信息服务模式构建[J].中华医学图书情报杂志,2017,26(1):63-67.

[77] 吴建中.追求同步:图书馆新一轮发展的机遇与挑战[J].图书馆杂志,2019(12):5-10.

[78] 王婷.英国高校图情院系人才培养模式分析及启示——以谢菲尔德大学信息学院为例[J].图书馆学研究.2016,(15).

[79] 王灼志.人工智能环境下高校图书馆咨询知识库建设研究[D].湘潭大学.2020(06,06):48.

[80] 汪静.国外图书馆人才政策探究[J].图书馆建设,2020(1):145-151.

[81] 吴建中.决策咨询服务——研究型图书馆的新挑战[N].中国新闻出版广电报,2018(6):10-14.

［82］吴蓉,王军红.军队医院医学情报服务创新发展的几点思考［J］.人民军医, 2017,60(11):1149-1151.

［83］吴建中.人·技术·价值观——关于下一代图书馆技术的思考［J］.图书馆, 2019(4):1-4,29.

［84］吴建中.图书馆事业进入高质量发展的时代［N］.新华书目报,2018-12-14.

［85］吴建中.从"书的图书馆"到"人的图书馆"——赫尔辛基中央图书馆给予 我们的启示［J］.国家图书馆学刊,2019(5):93-97.

［86］王静.图书情报专业人才培养路径探究——以邢台市图书馆为例［J］.河 南图书学刊,2020,40(3):113-115.

［87］王敏,牟燕.我国医学情报研究机构网站建设与服务研究［J］.中华医学图 书情报杂志,2017,26(11):36-43.

［88］吴建中.新现实·新业态·新作为——图书馆面临的挑战与机遇［J］.数字 图书馆论坛,2020(8):2-6.

［89］王慧敏.医院数字图书馆开展深层次信息服务模式研究［J］.医学信息, 2018,31(12):23-25.

［90］徐中阳,石艳霞,尚珊."健康中国"背景下的图书馆健康信息服务研究综 述［J］.图书馆,2020(7):38-44.

［91］许爱萍.高质量发展视角下天津人工智能产业发展路径研究［J］.城 市.2020,(12):8.

［92］徐向东.公共图书馆智慧服务体系建设研究［J］.图书馆学刊.2021,43 (01):23-27.

［93］徐海燕.高校图书馆社会化信息服务实践探索——以医学院校图书馆为 例［J］.三大类型图书馆事业,2017(4):075-112.

［94］熊太纯,陆雪梅,袁森.5G背景下智慧图书馆建设的策略研究［J］.学术论 坛,2020(6):25-29.

［95］许丹,徐爽,杨颖.供给侧改革下医学院校图书馆服务功能创新驱动的战 略思考与实践［J］.中华医学图书情报杂志,2019,28(3):50-54.

[96] 轩银梓.关于公共图书馆人才队伍建设的几点思考——以郑州图书馆为例[J].河南图书馆学刊,2019,38(8):11-13.

[97] 谢彦儒,周敏,郝宏丽.基于情报研究的嵌入式学科服务[J].中华医学图书情报杂志,2019,28(1):13-18.

[98] 徐卫红.医改环境下医院图书馆生存与发展策略[J].河南图书学刊,2018,38(7):108-109.

[99] 徐亚维,严晓波,徐俊,石芳芳,赵红梅,沈林燕,苏晓英.医院图书馆患者健康信息服务实践[J].中华医学图书情报杂志,2017,26(7):74-79.

[100] 徐荣,马路.医院图书馆学科化服务现状分析及改进措施[J].中华医学图书情报杂志,2016,25(7):59-63.

[101] 喻华林."人文与技术"智慧图书馆构建探析[J].合作经济与科技.2020,(17):126-128.

[102] 姚海燕,娄钦,陈池梅,陈蕊,罗志宏.基于信息-知识-智能转化律的循证医学信息服务内容[J].医学信息学杂志.2017,38(04):5.

[103] 于虹.服务重点学科的医学图书馆科研情报服务研究[J].河南图书学刊,2020(9):124-132.

[104] 岳和平.5G技术驱动的图书馆智慧服务场景研究[J].图书与情报,2019(4):119-121.

[105] 姚海燕,娄钦,陈池梅,陈蕊,罗志宏.基于信息-知识-智能转化律的循证医学信息服务内容[J].医学信息学杂志,2017,38(4):77-81.

[106] 于丽艳.信息环境下医院图书馆情报服务的创新与发展[J].医疗装备,2016,29(5):123-124.

[107] 张腾.数字经济能否成为促进我国经济高质量发展的新动能?[J].经济问题探索.2021,(01):25-39.

[108] 张甲,孙景琛,陈锐.高校医学图书馆的职能使命与发展方向:"2019医学图书馆建设馆长论坛"访谈录[J].中华医学图书情报杂志,2020,29(1):1-11.

［109］张利民.公共图书馆人才队伍建设探讨——以山西省图书馆为例［J］.传媒论坛,2018,1(7):135-136.

［110］张林,张晓梅,彭磊.关于医院图书馆新型个性化信息服务的研究［J］.信息医疗,2020(2):167-170.

［111］赵玉晖.基于网络环境的医学情报服务模式转变及其应对措施探讨［J］.卫生研究,2018,25(21):161-163.

［112］赵红,范红燕.北京地区三甲医院图书馆微信公众服务平台现状及服务建议［J］.现代医院,2017(10):1478-1481.

［113］张宏彦.数字图书馆视域下图书馆信息化管理研究［J］.黑龙江科学,2020,11(13):142-143.

［114］周炳娟.探析"互联网+"时代高校智慧馆员的培养［J］.传媒论坛,2019,2(23):147-148.

［115］张爱芳,王冲,赵晖.网络环境下医院图书馆新型信息服务策略［J］.中国卫生产业,2017(7):8-10.

［116］张萌,薛晓芳,齐凤青.学科化服务及学科馆员人才队伍建设［J］.中华医学图书情报杂志,2021,21(7):10-12.

［117］周琼.智慧图书馆构建中馆员职业素质能力的培养［J］.河南图书学刊,2020,40(7):125-132.